dr. med. ulrich
strunz

das speck weg buch

Originalausgabe

in der Penguin Random House Verlagsgruppe GmbH,
Neumarkter Straße 28, 81673 München
www.heyne.de

produktsicherheit@penguinrandomhouse.de
(Vorstehende Angaben sind zugleich Pflichtinformationen nach GPSR.)

Redaktion: Evelyn Boos-Körner
Bildredaktion: Tanja Zielezniak
Coverdesign: Eisele Grafik-Werkstatt, München,
unter Verwendung einer Abbildung von AdobeStock (Atlas)
Layout/Satz: Buch-Werkstatt GmbH, Bad Aibling/Kim Winzen
Druck und Bindung: Pixartprinting, Lavis
Printed in Italy

MIX
Papier | Fördert gute Waldnutzung
FSC® C147178

ISBN: 978-3-453-21900-7

Dank
Ich danke Anne Jacoby für ihre großartige Unterstützung.

Haftungsausschluss
Die Ratschläge in diesem Buch sind sorgfältig erwogen und geprüft. Sie bieten jedoch keinen Ersatz für kompetenten medizinischen Rat. Alle Angaben in diesem Buch erfolgen daher ohne jegliche Gewährleistung oder Garantie seitens des Autors und des Verlages. Eine Haftung des Autors bzw. des Verlages und seiner Beauftragten für Personen-, Sach- und Vermögensschäden ist ausgeschlossen.

Bildnachweis
Grafiken und Schmuckvignetten: Buch-Werkstatt GmbH/Kim Winzen
Buch-Werkstatt GmbH: 30 (Kim Winzen); *Privatarchiv Dr. med. Ulrich Strunz:* 9; *Shutterstock.com:* 11 (Olena Yakobchuk), 13, 19 (Krakenimages.com), 20 (Maxine Headroom Studios), 22 (runruny), 25, 119, 169 (ViDI Studio), 28 (ARMMY PICCA), 32 (Leka Talamoni), 33 (solar22), 38 (d3verro), 39, 144 (Ldarin), 42 (kei907), 45 (Creative Phone), 50 (KAMAKSI), 58 (Cast Of Thousands), 60 (Pikovit), 63 (MillaF), 68/69 (Josep Curto), 72 (Ph-HY), 77 (Kzenon), 79 (Halfpoint), 87 (Fabian Montano Hernandez), 94, 154 (3dMediSphere), 99 (simona pilolla 2), 105 (Billion Photos), 111 (Pjjaruwan), 113 (antoniodiaz), 116 (Designua), 127 (My Ocean Production), 128 (Lia_Russy), 132 (LightField Studios), 137 (VectorMine), 146 (AJR_photo), 152 (Gala Oleksenko), 156 (Zigres), 159 (Werner Muenzker), 161 (C.Esmeriz), 165 (Jacob Lund), 170 (Maridav), 178 (Tint Media), 185 (PeopleImages.com - Yuri A), 187 (Dmitry Molchanov), 191 (frank60), 195 (Alexander Y), 197 (Nicoleta Ionescu)

dr. med. ulrich
strunz

das speck weg buch

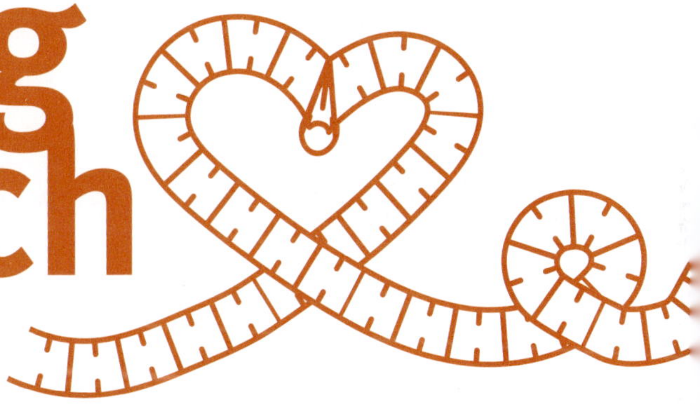

Die Schlüssel zur Fettverbrennung finden, schlechte Routinen überwinden, Übergewicht loswerden – der Weg zu einem gesunden Körper

HEYNE <

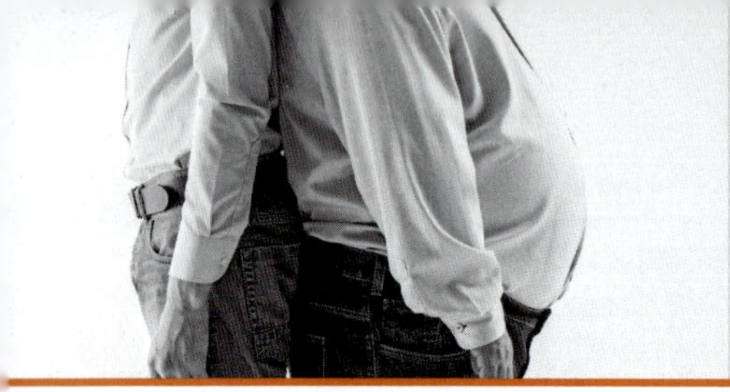

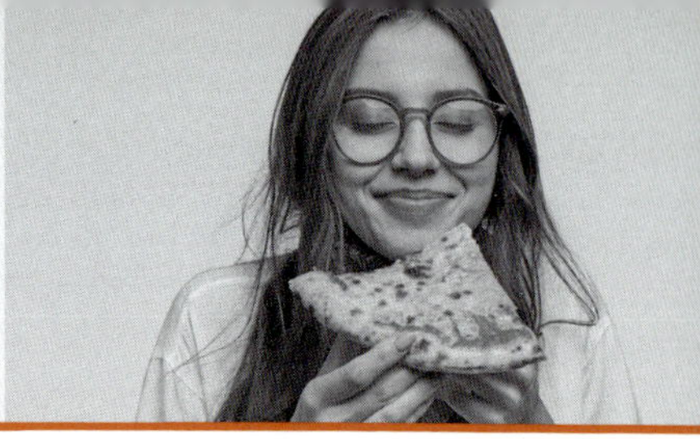

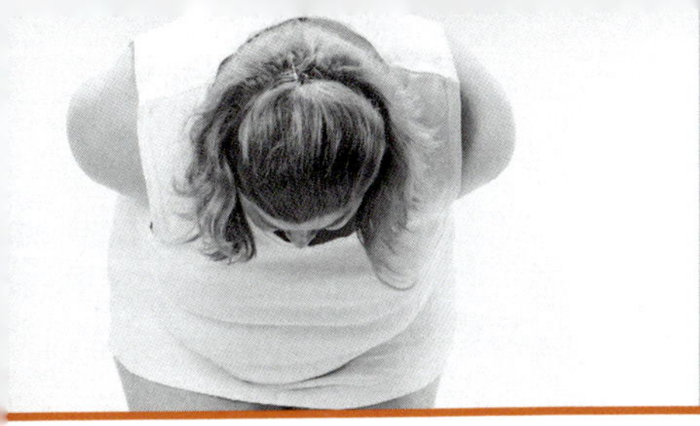

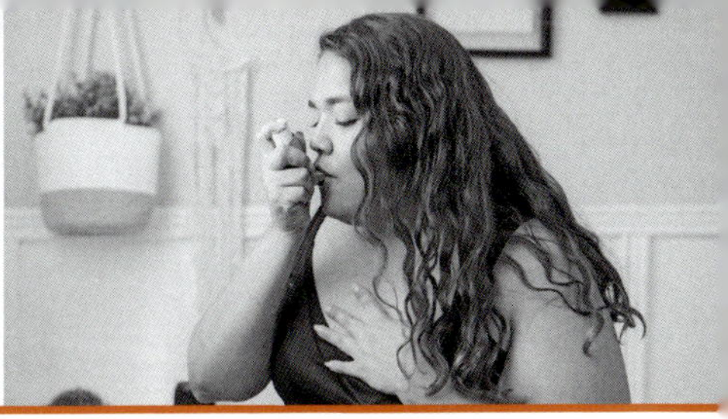

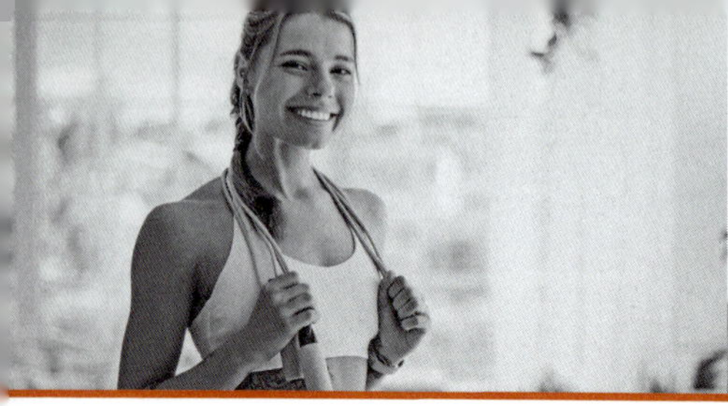

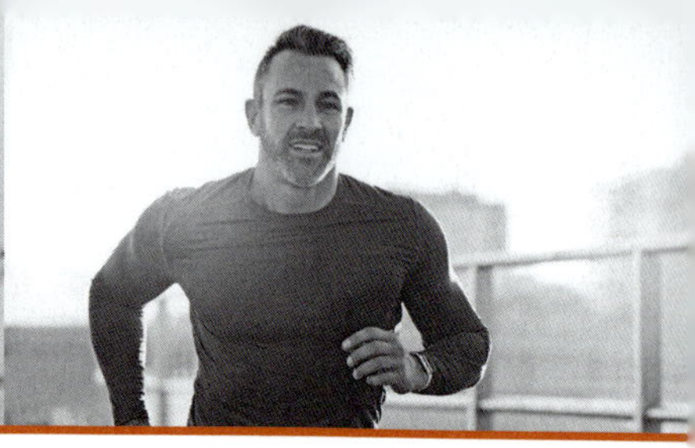

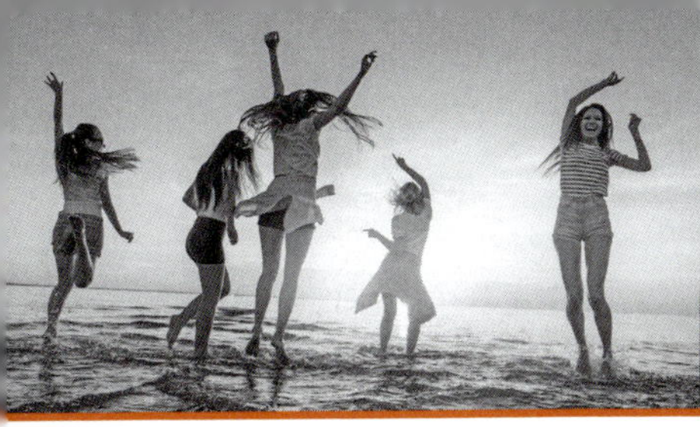
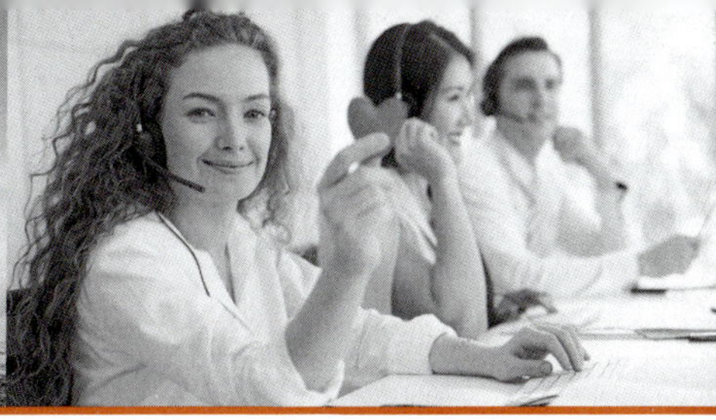

Anhang

Der Titel ist ein wenig frech …

… ich weiß. Beim Verfassen dieses Büchleins hatte ich sehr wohl ein wenig Magenschmerzen. Vielleicht gehören auch Sie zu den Menschen, die leiden, wenn sie sich morgens im Spiegel sehen? Die sich hilflos fühlen, die nicht mehr weiterwissen, die Rat im Internet und in Zeitschriften suchen und – dort nichts finden, was ihnen *wirklich* hilft, und stattdessen überschüttet werden von Tausenden von Vorschlägen, die alles nur noch schlimmer machen? Und jetzt, einfach so: Weg mit dem Speck?

Ich weiß, dass viele von Ihnen **schon alles probiert haben**. Und dass es verständlich ist, wenn man wenig Lust hat, sich ausgerechnet von einem, der sein Leben als mageres Flüchtlingskind begonnen hat und später als Triathlet weiter und weiter gerannt ist, sich also ausgerechnet von *so einem* erklären zu lassen, wie man abnimmt. Das verstehe ich. Da wäre ich auch misstrauisch.

Trotzdem: Ich habe mich noch mal reingekniet. In die Studien. In die Biochemie. In die Geschichten. Und ich kann Ihnen sagen: **Es gibt Gründe, warum der Körper nicht tut, was man will.** Hormone, Schlaf, Medikamente, Stress, Gene. Manchmal auch Gewohnheit, Überforderung, Frust, Angst. Aber das heißt nicht, dass Sie nicht trotzdem jede Menge tun können – damit das Leben wieder leichter wird. Schöner. Fröhlicher!

Es geht um Lebensqualität

Dieses Buch heißt ausdrücklich nicht »Gewicht-weg-Buch«, sondern »Speck-weg-Buch«. Ihre Gesundheit hängt nämlich nicht allein von der Zahl auf Ihrer Waage ab. Sondern vom Speck. Dass er Sie da, wo er sich vielleicht an Ihrem Körper gemütlich festgesetzt hat, so nervt wie ein lästiger Besuch, der einfach nicht gehen will, das ist die eine Sache. Eine Sache der Optik. Dass genau dieser Speck aber wie ein ständiger Entzündungsherd wirkt, dass er Ihre Organe schädigt, dass er Ihre Hormone durcheinanderbringt, dass er Sie sogar depressiv machen kann, das ist die andere Sache. Das ist für Ihre Gesundheit viel gravierender. Und darum geht es mir.

So psychologisch wichtig, so menschenfreundlich die »Body Positivity«-Idee auch sein mag: Zu viele Kilogramm Lebendgewicht sind aus medizinischer Sicht eine Belastung. Da brauchen Sie nur Ihren Ischias zu fragen oder Ihre kaputten Knie. Oder Ihr Hirn bei der regelmäßig auftretenden Schlafapnoe, also kurzfristigen Atemstillständen in der Nacht.

Das alles macht Sie schlapp, das bringt Ihnen eine ganze Latte von Folgeproblemen, das nimmt Ihnen Lebensqualität. Und das wollen Sie nicht. Ich auch nicht – und hier fühle ich mich als Arzt in der Pflicht. Deshalb möchte ich Ihnen mit diesem Buch Zuversicht geben. Ich möchte Ihnen Zusammenhänge zeigen und Wege verraten, an die Sie so noch nicht gedacht haben.

Es geht um realistische Wege zu einem Leben mit weniger Speck – in einer Welt, die vollgestellt ist mit Pommesbuden, Zuckerautomaten und Obstkörben. Das ist nicht einfach. Trotzdem können Sie einfach von da losgehen, wo Sie stehen. Und auf jeden einzelnen Schritt in Ihr leichteres Leben stolz sein.

Viel Erfolg und vor allem viel Freude auf Ihrem Speck-weg-Weg wünscht

Ihr

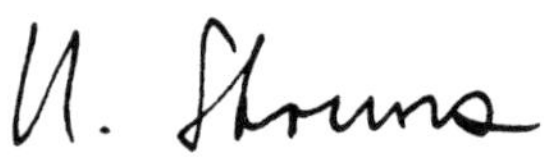

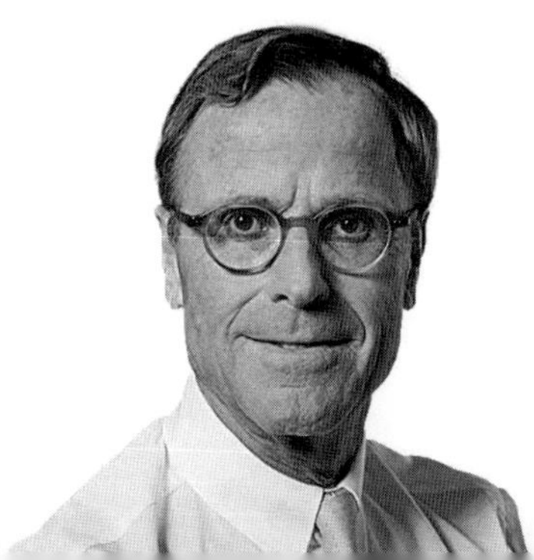

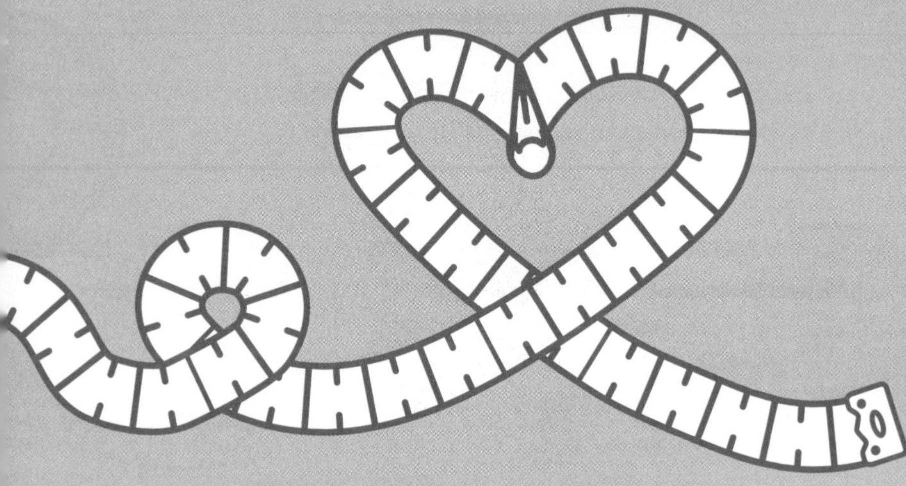

I

WARUM WERDEN WIR DICK?

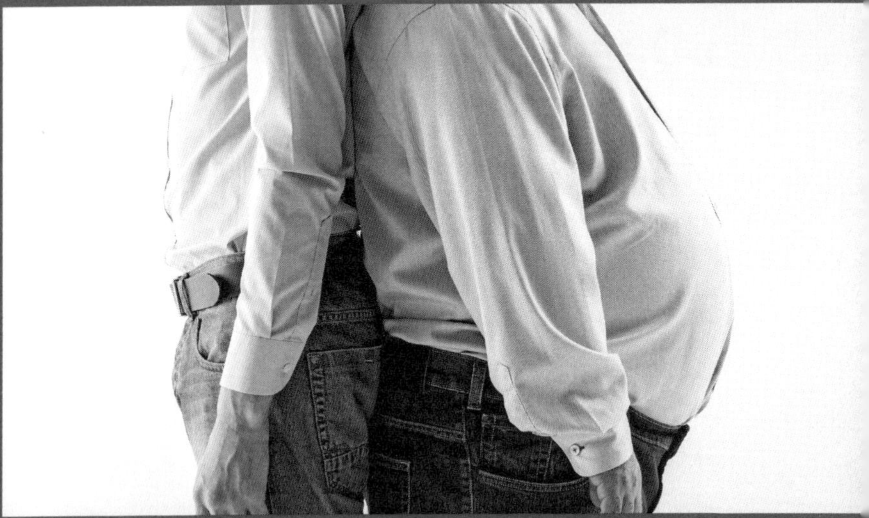

Manche sagen: »Das liegt in der Familie!« – und damit liegen sie gar nicht so falsch. Unsere Gene beeinflussen, wie schnell wir zunehmen, wie leicht wir abnehmen und wo sich der Speck besonders gern sammelt. Aber Gene sind kein Schicksal. Sie machen es nur etwas komplizierter. Und genau das lässt sich verstehen und beeinflussen. Denn Fett ist nicht gleich Fett: Es gibt inneres und äußeres, weißes, beiges und sogar braunes Fett. Manche Fettzellen speichern, andere verbrennen. Auch Hormone spielen eine Rolle: Insulin, Leptin und Cortisol steuern beispielsweise Appetit, Sättigung und Fettverteilung. Lebensphasen wie Schwangerschaft, Stress oder das Älterwerden verschieben den Stoffwechsel zusätzlich. Selbst der BMI (Body-Mass-Index) sagt wenig aus, wenn man nicht weiß, was im Körper passiert. Aber genau das lässt sich lernen. Und dann gezielt verändern. Schritt für Schritt.

»Das liegt in der Familie!«

Ist hohes Körpergewicht erblich? Selbstverständlich. Das habe ich früher erklärt mit dem Satz: Die ganze Familie hat natürlich das gleiche Frühstück! Heute, etwas älter und ernsthafter geworden, ist meine Erklärung ein bisschen ausgefeilter: Tatsächlich gibt es ein unterschiedliches Genom. Verschiedene Gene. Verschiedene Epigenetik (sprich: Genschalter). Sodass zwei Menschen das Gleiche essen können und sich gleich bewegen können; dennoch ist der eine dünn und der andere wiegt 140 Kilo. Wie dieser junge Mann:

»Dass ich zu viel wiege, das wusste ich immer, aber ich dachte auch immer, eine Diät tut weh. Aber das ist nicht so. Ich hatte ein Gespräch mit meinem Chef und zugleich auch guten Freund, der mir die Null-Kohlenhydrate-Diät näherbrachte.

Als ich herausgefunden hatte, was alles Kohlenhydrate sind, habe ich meine Ernährung komplett umgestellt und hab die Kohlenhydrate einfach weggelassen! Ich ernährte mich weitestgehend ohne Kohlenhydrate und Zucker und das Resultat ist: Stand heute habe ich knapp 50 Kilo … abgenommen und wiege heute noch 88 Kilo.

Das Verblüffende daran ist: Ich habe so gut wie keinen Sport betrieben, lediglich meine Ernährung umgestellt. Es dauerte nur drei Wochen, bis ich mich an die neue Ernährung gewöhnt hatte, und heute will ich es gar nicht mehr anders.

Ich habe ein ganz neues Lebensgefühl, ich fühle mich nicht mehr träge und mein Kopf ist frei. Und noch etwas Gutes hat die Ernährungsumstellung: Ich bin seither nicht mehr krank gewesen.«

In zehn Monaten 50 Kilo Gewicht verloren – das ist der Punkt, der in der Fernsehreportage in großen Bildern ausgemalt würde. Oder in Social Media: »Vorher: dick! Nachher: dünn!« Kann man machen. Für Klicks und Quote. Mir aber ist etwas ganz anderes wichtig:

- Ein ganz neues Lebensgefühl
- Ein freier Kopf
- Seither nie mehr krank

Klingt das nicht wunderbar? Darum geht es mir! Und das heißt für Sie: Ganz egal, ob die Menschen in Ihrer Familie eher elfengleich durch die Lande schweben oder etwas stabiler gebaut sind: Auch wenn es so etwas geben mag wie Adipositas-Gene: Diese Gene sind kein Urteil. **Sie haben immer eine Chance. Sie können immer etwas für sich selbst tun. Für Ihr gutes Lebensgefühl.** Das sei an dieser Stelle schon verraten, aber schauen wir trotzdem erst nach den Genen …

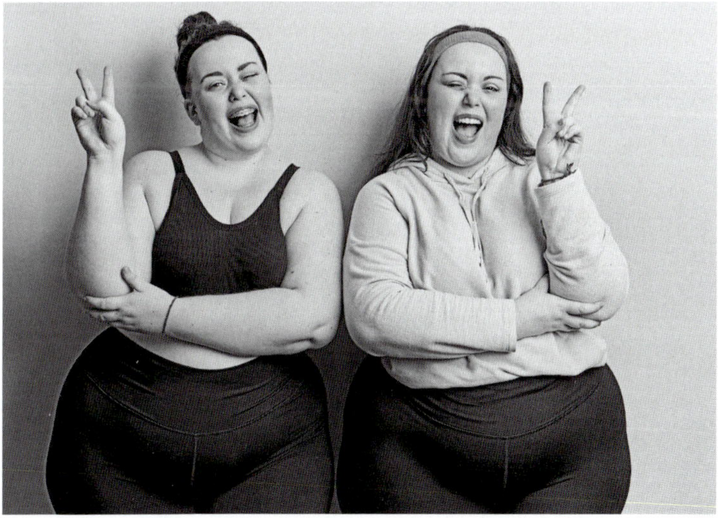

Auch bei »dick« geht es um Gene

Heute wissen wir, wie groß ganz genau der genetische Einfluss auf das Körpergewicht ist – ein Forschungsteam der Uni Cambridge hat das im Jahr 2019 genau ausgerechnet. Dazu hat das Team DNA-Proben von sehr dünnen, sehr dicken und »gemischten« Briten verglichen. Genauer: Sie nahmen Proben von rund 1500 gesunden, aber sehr schlanken Menschen (BMI kleiner 18!), weitere Proben von 1500 Menschen, die schon vor ihrem zehnten Lebensjahr adipös geworden waren, und zum Vergleich einen Datensatz von 6500 Briten mit BMI-Zahlen zwischen 19 und 30. Ergebnis:[1]

- **28 Prozent** der Gewichtsunterschiede bei **sehr schlanken Menschen** lassen sich durch genetische Faktoren erklären.
- **32 Prozent** der Gewichtsunterschiede bei **schwerer Adipositas** sind genetisch bedingt.

Dünne sind eben nicht die »besseren Menschen«

Damit ist klar: Dünnsein ist keine reine Willenssache, sondern auch eine Frage der genetischen Ausstattung. Es ist deshalb nicht nur sehr unhöflich, ja: unmenschlich, sondern auch schlicht und ergreifend falsch, jemanden für sein Gewicht zu verurteilen, sagt Professor Sadaf Farooqi:

> »Schlanke Menschen sind meist deshalb schlank, weil sie genetisch weniger zur Gewichtszunahme neigen – nicht, weil sie moralisch überlegen wären.«[2]

Was Sadaf Farooqi zeigen konnte: Es gibt sehr viele Risikogene für Adipositas. Je mehr davon man von den Eltern geerbt hat, desto höher die Wahrscheinlichkeit, irgendwann mit einem umfangreichen Körper dazusitzen – ganz gleich, wie man lebt. Besonders unangenehm wirken folgende Gene:

- **FTO-Gen** (Fat Mass and Obesity-associated Gene): Menschen mit bestimmten FTO-Varianten haben tendenziell mehr Hunger; sie essen schneller, werden später satt und bevorzugen Essen mit besonders vielen Kalorien.
- **MC4R-Gen** (Melanocortin-4-Rezeptor): Wenn dieses Gen nicht richtig funktioniert, meldet der Körper seltener »Ich bin satt«. Eine MC4R-Mutation ist eine monogenetische Ursache für Adipositas (das heißt: eine einzelne Genveränderung reicht aus, um die Erkrankung auszulösen). Derartige Mutationen sind allerdings nur für 2 bis 6 Prozent der Adipositasfälle verantwortlich.
- **CADM2** (Cell Adhesion Molecule 2): Dies ist ein Zellverbindungsprotein. Es spielt eine Rolle bei der Impulskontrolle, dem allgemeinen Aktivitätsniveau und möglicherweise auch bei der Motivation, sich überhaupt bewegen zu wollen. Menschen mit bestimmten CADM2-Varianten sind aktiver und haben einen höheren Energieverbrauch.

Je mehr Risikogene, desto schwerer wird es

Sage und schreibe 97 verschiedene Risikogene haben die Cambridger Forscher unter die Lupe genommen und daraus einen genetischen Risikoscore errechnet. Ergebnis: Menschen mit hohem Score hatten ein deutlich höheres Risiko für Adipositas. Wichtig dabei: Der Score wirkt *additiv*. Das heißt, jedes »Risikogen« zählt gleichmäßig mit – es gibt bei den meisten Menschen also nicht das eine »Super-Gen«, das allein für Adipositas verantwortlich ist, sondern viele kleine Beiträge, die sich aufsummieren. (Und dann kommt der Lebensstil noch dazu …) Wir können uns die Sache vorstellen wie eine ganze Reihe von *Bugs* (gemeint sind kleine Fehler in einem Software-Code). Und diese Bugs verändern,

- wie viel **Insulin** Sie ausschütten, nachdem Sie vor allem **Kohlenhydrate gegessen** haben,
- wie viel Insulin Sie ausschütten, **wenn Sie im Stress sind** (Stresshormone pushen den Blutzucker, damit Sie Energie für »Kampf oder Flucht« haben, und das führt zur Insulinausschüttung) und
- wie empfindlich Ihre **Muskelzellen** oder **Fettzellen** auf Insulin reagieren.

Wenn das alles genetisch ungünstig voreingestellt ist, passiert es Ihnen ziemlich leicht, dass Sie eines Morgens aufwachen, mit 30 Jahren vielleicht, und um Ihre Leibesmitte ist ein Knoten geplatzt. Sie bewegen sich wie immer, sie essen wie immer, aber tragen jetzt plötzlich ein Bäuchlein spazieren. Warum das jetzt?

Speck macht noch mehr Speck

Körperfett ist nicht etwas passiv Rumhängendes, das mehr oder weniger gemütlich ist oder stört. Fettgewebe ist etwas sehr Aktives. Es sorgt für jede Menge stiller Entzündungen im Körper. Es schüttet Hormone aus, die die Insulinempfindlichkeit der Zellen dämpfen. Wenn dann die Zellen nicht mehr genug Zucker aus dem Blut aufnehmen, schüttet die Bauchspeicheldrüse immer mehr Insulin aus, um den Stoffwechsel im Gleichgewicht zu halten. Das heißt: **Durch das zusätzliche Insulin entstehen auch noch zusätzlich Fettpolster.**

Der erhöhte Insulinspiegel greift außerdem die Blut-Hirn-Schranke an. Sie wird durchlässiger für schädliche Stoffe, es kommt zu Entzündungsreaktionen, die die Nervenzellen angreifen. Vor allem Zellen des Hippocampus sind von den Entzündungen betroffen. Ihre Gedächtnisleistung nimmt ab. Das Demenzrisiko steigt. Stimmungsschwankungen nehmen zu. Alles sehr ärgerlich. Das allein hat noch keine Wirkung auf Ihr Gewicht.

Aber: **Sie verlieren auch die Sensibilität für Dopamin. Ihr Glückshormon.** Die Zellen reagieren immer weniger, wenn der Neurotransmitter ausgeschüttet wird, der eigentlich für inneren Antrieb sorgt. Die Folge: Sie müssen immer mehr Nudeln essen, um Ihr geliebtes Nudelglück zu fühlen. (Und werden darum noch dicker.) Sie werden motivationslos, bewegen sich also noch weniger. (Und werden auch darum noch dicker.)

An Ihren »Werkseinstellungen« lässt sich nicht rütteln

In Ihren Zellen sitzen übrigens 130 Gene, die mit hohem Körpergewicht in Verbindung gebracht werden.[3] Das sind gewissermaßen Ihre Werkseinstellungen. Diese Gene beeinflussen,

- ob Ihre Muskelzellen effizient arbeiten oder viel **Energie verschwenden**,
- wie Ihr **appetitregulierendes Hormonsystem** funktioniert (in der Fachsprache: Leptin-Melanocortin-System),
- wie viel Energie Ihr Körper verbraucht, selbst wenn er auf dem Sofa lümmelt (der »**Grundumsatz**« hängt auch mit der Schilddrüse zusammen),
- ob Sie **lang und dünn gebaut** sind (Typ Marathonläufer mit afrikanischer Herkunft) oder **klein und schlank** (Typ Mittelmeer) oder **groß und kompakt** (Typ Wikinger),
- ob Sie von Ihren (selbst hochgewichtigen) Eltern zusammen mit dem genetischen Bauplan (Ihre DNA) auch »**epigenetische Schal-**

ter« geerbt haben, die so eingestellt sind, dass auch Ihr Körper eher Fett speichert oder dass das Hungergefühl schwerer zu kontrollieren ist (dazu gleich mehr).

Zusätzlich zu diesen genetischen Faktoren wirken noch weitere Faktoren auf Sie und Ihr Körpergewicht, auf die Sie leider nur bedingt Einfluss haben:

- Sind Sie viel **Feinstaub** ausgesetzt?
- Haben Sie als Kind in einem **Raucherhaushalt** gelebt oder leben Sie heute in einem solchen?
- Sind Sie belastet durch **Stress** im Job oder in der Familie? Erleben Sie **Übergriffe** (Frauen jenseits der Norm werden sehr häufig »angepöbelt« oder sogar physisch angegriffen)? Sind Sie durch **traumatische Erlebnisse** gegangen (früher Tod der Eltern, Misshandlung, Missachtung)? Brauchen Sie gefühlt also einen »**Schutzmantel**«, um sich sicher zu fühlen?

Ja, das ist total ungerecht

Das alles ist von Mensch zu Mensch sehr verschieden. Nicht jeder hat also dieselben Startbedingungen – manche Körper sind von Anfang an auf mehr Speck programmiert. Andere nicht. So erklärt sich, dass die einen ohne Anstrengung schlank bleiben und viel Energie übrig haben für Sport. Und andere die gegessenen Kohlenhydrate sofort in ihre Fettzellen stopfen, dann weniger Energie übrig haben für Bewegung und wegen des höheren und länger anhaltenden Insulinspiegels dann auch noch viel früher wieder neuen Appetit haben. So geht das endlos weiter. Und wird mit jeder »Diät« schlimmer.

Das ist für diejenigen, die sich jahrein, jahraus mit Kalorienzählen plagen und ein Warnschild nach dem anderen an den Kühlschrank hängen, die sich die Füße wund laufen beim Joggen, die sich jedes Stück Schokolade verkneifen und trotzdem immer, immer schwerer werden, eine furchtbare Erfahrung. Es ist zum Verzweifeln. Nicht wenige rutschen in Selbsthass, in Depression. »Übergewicht« (was für ein Wort!) verstärkt sogar das Risiko für schwere depressive Episoden und Suizidalität, vor allem bei Jugendlichen.[4] Bitte hinschauen, bitte gut aufpassen! (Telefonnummern für den Notfall finden Sie im Anhang.)

Gene sind kein Urteil – Gene machen nur mehr Arbeit

Die Gene sind's also? Das schwere Erbe? Einerseits: Ja. Andererseits: Halt, nicht so schnell! Sie können trotzdem etwas tun. Wir dürfen nie vergessen, dass eine genetische Benachteiligung kein Urteil ist. (Ich habe auch eine solche: Diabetes.) Eine genetische Benachteiligung macht es lediglich und leider erforderlich, dass man sich ein bisschen mehr anstrengt. Fakt ist: **Man kann genetische Benachteiligungen ein Stück weit ausgleichen.** Das Stichwort heißt Epigenetik. Was ist nun das wieder?

Ihr Hebel heißt Epigenetik

Ihre Gene sind so etwas wie eine riesige Bibliothek. Und die Epigenetik sind all die Klebezettel, Textmarker-Hervorhebungen und Schwärzungen in diesen Büchern, die Ihnen zeigen: Hier bitte lesen. Hier bitte nicht lesen. Übersetzt: Die **epigenetischen Marker** bestimmen, welche Gene »lesbar« sind und welche »nicht lesbar«. Angeschaltet oder abgeschaltet. Und genau das beein-

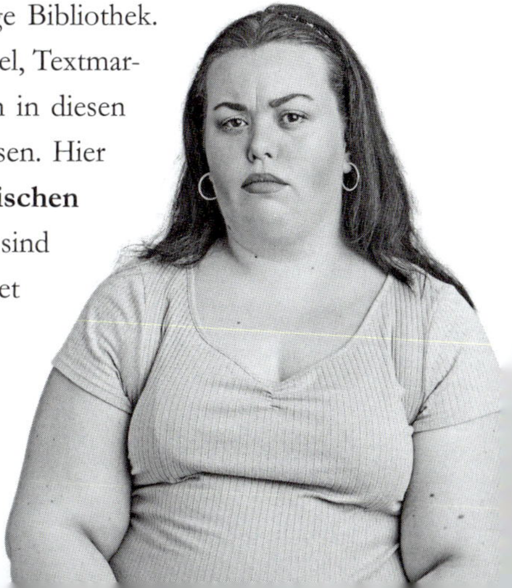

flusst, welche Proteine, Enzyme oder Hormone Ihr Körper herstellt – und das wiederum beeinflusst ganz direkt Ihren Stoffwechsel, Ihr Gewicht und Ihre Gesundheit. (Klingt spannend? Dann schauen Sie in mein Büchlein *Der Gen-Trick*, Heyne.)

Charlotte Ling und Tina Rönn vom Lund University Diabetes Center[5] haben in einer großen Überblicksarbeit nach den epigenetischen Markern gesucht, die auf das Körpergewicht wirken. Sie haben etliche gefunden, die unter anderem im Fettgewebe sitzen, im Blut und in unseren Immunzellen. Und hier vor allem an den Genen, die mit Energie, Fetttransport und Entzündungen zu tun haben. Spannend: Diese epigenetischen Veränderungen können nicht nur zeigen, *dass* jemand hohes Körpergewicht hat, sie können sogar voraussagen, ob jemand später einmal Typ-2-Diabetes bekommt.

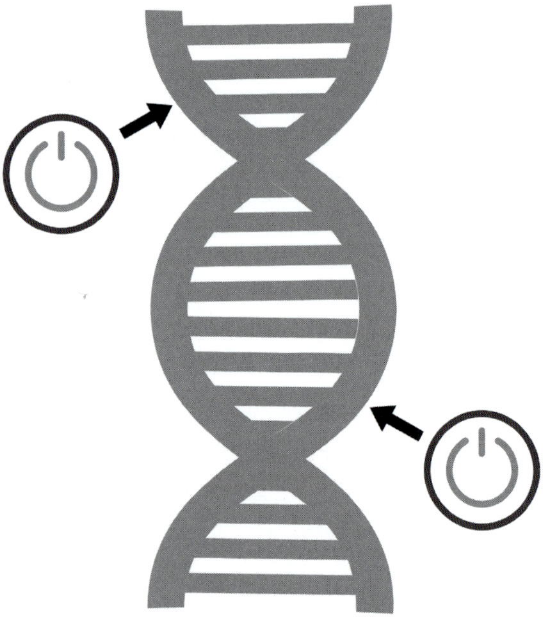

Noch spannender: Manche dieser Veränderungen bleiben auch nach einer Gewichtsabnahme bestehen. Das zeigt, dass unser Stoffwechsel ziemlich nachtragend ist – aber auch anpassungsfähig. Wichtig für Sie an dieser Stelle: **Ihre Epigenetik ist veränderbar. Sie ist veränderbar durch Sie.**

Ein paar Tage fettreiches Essen verändern messbar die epigenetischen Muster in Muskel- und Fettzellen. Und zwar unterschiedlich, je nachdem, ob das gute Fette (ungesättigte wie Olivenöl) oder schlechte (gesättigte wie billiges Pommesfett) sind. Fasten ist epigenetisch wirksam. Auch Entspannung und Meditation. Und vor allem Bewegung.

Wer sich bewegt, aktiviert tausende Genschalter – und verbessert so die Steuerung seines Zucker- und Fettstoffwechsels. Dieser Effekt ist bei trainierten Menschen ausgeprägter als bei denen, die lieber auf dem Sofa sitzen. Da könnte man jetzt beleidigt sein – oder man versteht es als Motivation: Auch wenn das genetische Erbmaterial im Hinblick auf die Körperfülle jetzt nicht so vorteilhaft ist, kann man es nachträglich doch noch ein wenig zu seinen Gunsten verändern: Indem man etwas anderes isst (dazu später noch viel mehr), indem man zu anderen Zeiten isst (auch darauf kommen wir zurück), indem man Stress abschüttelt (dito) und indem man sich Sportschuhe kauft (und benutzt). Und indem man sich Folgendes *verstärkt nicht mehr antut*: Hungern.

Wer seinen Pommes-Keks-Brot-Nudel-Speiseplan durch Gemüse plus Protein ersetzt, muss nicht hungern und nimmt trotzdem ab. Sie können also die epigenetische Veränderbarkeit Ihrer DNA für sich nutzen. Sie können Ihre Genschalter tatsächlich auf »gesund« umstellen. Nur wird zu wenig darüber gesprochen, dass dieses Umstellen nicht mit einem Lichtschalter zu vergleichen ist. Manchmal dauert es Jahre … aber am Ende, wenn Sie einen langen Atem gezeigt haben, gewinnen immer Sie. Versprochen.

»Obesogenic memory«: Fettzellen sind nachtragend

Angenommen, Sie hatten in Ihrem Leben schon einmal ein sehr hohes Gewicht. Dann ist bei Ihnen Folgendes passiert: Nicht nur die Menge an Speck in Ihrem Körper hat sich verändert, sondern auch die **Funktionsweise Ihrer Fettzellen selbst** – ihr epigenetisches Gedächtnis. Das ist nachtragend.

Ein Team der ETH Zürich konnte die Existenz einer epigenetisch hinterlegten Adipositas-Erinnerung (»obesogenic memory«) kürzlich beweisen.[6] Sie stießen darauf, als sie Fettgewebe von Menschen vor und nach einer großen Gewichtsabnahme verglichen (genauer: über zwei Jahre nach einer Magenoperation). Dabei zeigte sich: Selbst wenn die Menschen wieder ein normales Gewicht hatten, arbeiteten viele Gene in den Fettzellen noch so, als wären sie immer noch ungesund schwer. Die Gene, die zum Beispiel für den Fettstoffwechsel wichtig sind, blieben herunterreguliert. Gleichzeitig blieben Gene aktiv, die mit Entzündungen und Gewebeverhärtung zu tun haben.

Jetzt wollten die Forscher wissen, ob Menschen nach einer großen Abmagerungsaktion schneller wieder zunehmen als Menschen, die nie dick gewesen sind. Weil sich für derartige Experimente natürlich niemand freiwillig meldet (es wäre medizin-ethisch auch gar nicht zu vertreten), testete man diese Idee an Mäusen. Ergebnis: Ja, so ist es. War eine Maus einmal dick, dann wurde sie später schneller wieder dick.

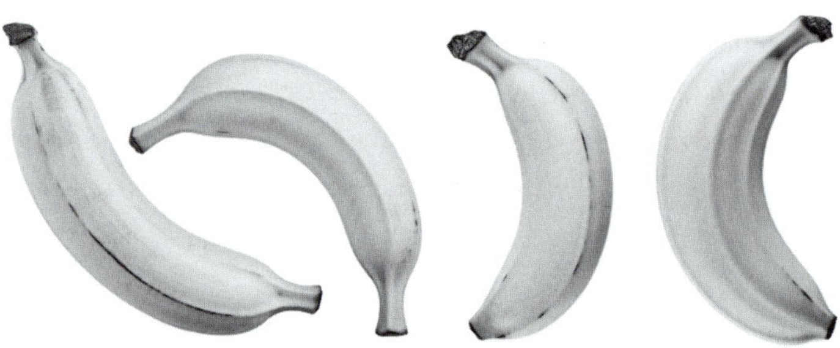

Was bedeutet das für Sie? Auch wenn es Ihnen gelungen ist, schlank zu werden, bleiben Ihre Fettzellen noch lange Zeit auf »dick« programmiert. Und damit haben wir eine erste, epigenetische Erklärung für den berüchtigten Jo-Jo-Effekt.

Ach, du liebe Bananenschmacht

Ein zweiter Grund dafür, dass Diäten so oft nicht funktionieren, ist die Entwicklungsgeschichte des Menschen: Hätten wir nicht einen Stoffwechsel, der mit Hungersnöten klarkommt, wären wir längst ausgestorben. Unser Gehirn und unser Körper sind darauf spezialisiert, jedes kleine Kohlenhydrat, das wir irgendwo finden, dringend sofort essen zu wollen und dann als Rettungsring um die Hüften zu bauen. Wenn dann – wie bei einer herkömmlichen Diät – plötzlich weniger Nahrung im Bauch ankommt, schalten Körper und Hirn auf Panik um. »Hilfe, wir verhungern!«

Menschen sind aufs Futtern programmiert

Dann wird gleich das große Notprogramm gestartet: Der Grundumsatz fährt runter, sodass wir weniger Kalorien verbrauchen als zuvor. Die Kalorien, die dadurch übrig bleiben, werden gleich mal in Hüftspeck umgewandelt. Die Hormone stellen sich so um, dass wir permanent Hunger haben. Die Augen suchen die Umgebung ab: Gibt es irgendwo Nahrung? Das Hirn funkt pausenlos: »Wir sterben! Wir brauchen dringend Essen!« Alle Gedanken richten sich auf Kühlschrank, Kiosk oder Dönerbude.

»Wir Menschen sind nicht dafür gemacht, willentlich Nahrung zu widerstehen«, sagt Traci Mann.[7] Sie leitet als Ernährungspsychologin das »Health and Eating Lab« an der University of Minnesota und ist bekannt dafür, dass sie Diäten ablehnt. Genauso lehnt sie die lästige Angewohnheit dünner Menschen ab, (denen das drängende Verlangen nach Döner, Eis oder Limo gar nicht bekannt ist), »undünnen« Menschen zu erklären, wie Dünnsein geht. *Thinsplaining* nennt sich das (ein Kofferwort aus »thin« für dünn und »explaining« für erklären – wenn Sie häufig von »*Thinsplainern*« beschallt werden, nutzen Sie dieses Wort gerne im Rahmen Ihrer Abwehrstrategie).

Weil Diäten sowieso in den allerwenigsten Fällen funktionieren, findet Traci Mann, man sollte es besser gleich lassen. Und stattdessen den hungernden Steinzeitmenschen, der da immer noch im eigenen Hirn in der Höhle sitzt, überlisten: »Organisieren Sie Ihr Leben so, dass Sie Lebensmitteln, die Sie vermeiden wollen, möglichst nicht begegnen.« Schieben Sie stattdessen Gemüse in Ihr Blickfeld. Sagt die Psychologin – und trifft damit einen wichtigen Punkt. Dabei hat sie aber einen anderen übersehen: Die »Schmacht« kommt eben nicht nur davon, dass wir Donuts angucken. Oder nicht. **Die »Schmacht« kommt, weil dem Körper etwas fehlt.** Dies kann also eigentlich ein sehr vernünftiger und richtiger Lebensimpuls sein, wie eine Mutter im Forum meiner Webseite berichtete (www.strunz.com/forum):

> »Nachdem mein überwiegend chillender Sohn (13) langsam Rettungsringe ansetzte und schon Anzeichen von Männerbrüsten erkennbar waren, habe ich ihn vor vier Monaten kurzerhand auf Low Carb gesetzt. Inzwischen sind zwar nur zwei Kilo runter, aber er ist auch vier Zentimeter gewachsen. In den ersten paar Tagen gab es pausenlos Gejaule, weil er so einen Schmacht auf Bananen hatte. Nun ja, wenn man ihn ließe, würde er auch zehn Stück auf einmal verputzen. Damals habe ich es ihm verboten (inzwischen ist eine Banane pro Tag erlaubt) und habe überlegt, was in Bananen enthalten sein könnte, wovon er einen Mangel hat. **Ich bin auf Kalium gestoßen und habe ihm erst einmal eine gute Dosis davon verabreicht.** Schlagartig war das Thema Bananenschmacht erledigt. Die zwei Wochen später anstehende Laborauswertung zeigte – was? Richtig: Kaliummangel! Unglaublich, aber bei uns hat es sofort geholfen.«

Was heißt »Low Carb«?

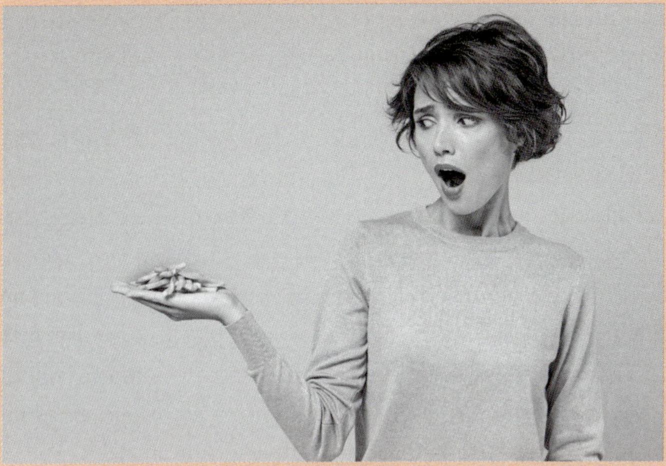

Ganz einfach erklärt: Sie essen weniger der typischen weißen, hellbraunen und hellgelben Lebensmittel: Toast, Nudeln, Kartoffeln. Mit dem Ziel, Ihren täglichen Kohlenhydratanteil auf 15 bis 30 Prozent zu drücken.

- Je nach der Strenge Ihrer Low-Carb-Ernährung essen Sie also nicht mehr als 50 bis 150 Gramm Kohlenhydrate.
- Radikalere No-Carb- oder »ketogene Diäten« reduzieren Kohlenhydrate auf etwa 15 Gramm.

Ganz ohne Kohlenhydrate funktioniert Ernährung übrigens nicht, weil Sie für einen gesunden Darm Gemüse brauchen und jedes Gemüse einen bestimmten Anteil von Kohlenhydraten enthält – das ist auch völlig in Ordnung. Übertreiben Sie es nicht mit der Strenge ...

In Pommes steckt kein Eisen

Hunger entsteht, so die landläufige Vorstellung, wenn dem Körper Kohlenhydrate fehlen. Oder Eiweiß. Aber: Tatsächlich fehlt oft etwas anderes. Nämlich Vitamine, Mineralstoffe, Spurenelemente – also Nährstoffe, die der Körper dringend braucht, um gesund zu bleiben.

Der Mensch braucht Dutzende, wahrscheinlich Hunderte davon. Was viel zu oft übersehen wird: **Ein Mangel an jedem dieser Stoffe kann Hunger auslösen.** Leider hat der Mensch nur meistens keine Ahnung, *welcher* fehlt. Und je mehr fehlt, desto dringlicher sucht das Gehirn. Also greift er zu. In seiner Not. Mehr Energie, mehr Essen, mehr irgendwas. Und der Körper hofft insgeheim, mit einem Croissant oder einer Leberkässemmel vielleicht den Zink- oder Selenspiegel zu normalisieren. Klappt natürlich nicht. Stattdessen nimmt er weiter zu. Und zu. Und zu. Endlos. So beginnt der Teufelskreis:

- Menschen mit chronischem Nährstoffmangel essen mehr.
- Und sie neigen deshalb eher zu einem ungesund hohen Körpergewicht.

Manch ein sehr schwerer Mensch ist also nicht »zu viel« versorgt, sondern *unter*versorgt. Richtig verstanden: mangelernährt. Zwar nicht an Kalorien, aber an Mikronährstoffen – vor allem an Vitamin D, Magnesium, Calcium, Zink, Eisen, Chrom, Kupfer und Selen.[8] Ob diese These stimmt? Schauen Sie sich um: Vielleicht sind Ihnen schon mal Menschen begegnet, die ihre Ernährung auf vegan umgestellt haben – dies aber nicht sehr geschickt. Die also viel mehr vegane Pasta und veganen Kuchen als zuvor gegessen haben, sich damit zum Beispiel einen Mangel an Eisen angefuttert und plötzlich sehr stark zugenommen haben. Oder, als Gegenbeweis: Vielleicht kennen Sie Menschen, die ihre Ernährung von üblicher »Mischkost« (inklusive viel Brot, viel Pasta, viel sehr süßes Obst wie Trauben und Orangen) umgestellt haben auf »hauptsächlich Gemüse und Proteine« – und dann sehr schlank geworden sind.

Wir kommen auf dieses Thema in Kapitel III zurück. Lassen Sie uns zunächst einmal verstehen: Was meinen wir eigentlich, wenn wir über »Speck« reden? Und wie viele Menschen auf der Welt tragen mehr davon mit sich herum, als ihrer Gesundheit guttut?

Was heißt überhaupt »Speck«?

Falls Sie sich unverstanden fühlen, vielleicht wie eine Minderheit: Das sind Sie nicht. **Eine Milliarde Menschen mit einem stark erhöhten Körpergewicht** leben aktuell in der Welt – so ein Bericht des Fachblatts *Lancet*.[9] Besonders deutlich zeigt sich dieser Anstieg in Ländern wie den USA; aber auch Europa ist betroffen.

Seit 1990 hat sich der Anteil adipöser Menschen an der Weltbevölkerung mehr als verdoppelt – **bei Kindern und Jugendlichen im Alter von fünf bis 19 Jahren sogar vervierfacht**. Allein in Deutschland waren im Jahr 2022 etwa 19 Prozent der Frauen und 23 Prozent der Männer stark übergewichtig. Männer mittleren Alters sind dabei besonders häufig betroffen.

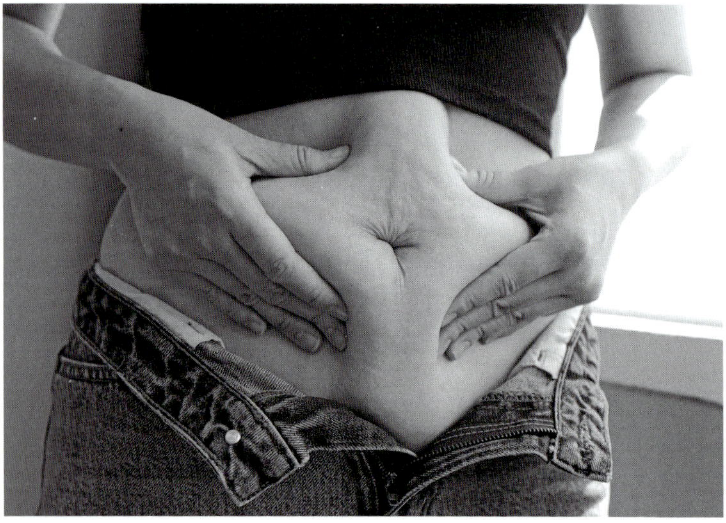

Ein dickes Risiko für vier Millionen kleine Menschen

Unter Kindern ist die Entwicklung besonders besorgniserregend: Schätzungen des *World Obesity Atlas* 2024 zufolge könnten bis 2035 über vier Millionen Kinder in Deutschland an Adipositas leiden.[10] Das sind vier Millionen kleine Menschen mit hohem Risiko für Bluthochdruck, mit hohem Risiko für Diabetes, für Herz-Kreislauf-Erkrankungen und Krebs. Das sind vier Millionen heranwachsende, schließlich erwachsene Menschen mit einem Leben, das nicht so beschwerlich sein müsste. Das länger sein könnte. Gleichzeitig steht vor allem südlich der Sahara und in Teilen Südostasiens hinter gut der Hälfte aller Todesfälle bei Kindern unter fünf Jahren immer noch Unterernährung.

Es klingt paradox, aber aus medizinischer Sicht sind **Übergewicht und Untergewicht zwei Ausdrucksformen desselben Problems: Mangelernährung.** Die einen bekommen viel zu viel Energie (Zucker, Fett), die anderen viel zu wenig Energie (ein bisschen Reis). Beide sind unterversorgt mit Vitaminen, Aminosäuren, Fettsäuren, Mineralstoffen, sekundären Pflanzenstoffen – also mit den lebenswichtigen Bausteinen. Und genau hier ist Ihr Ansatzpunkt. Das können Sie angehen.

Sie sind in der Mehrheit

Als Mann von Gewicht zählen Sie in Deutschland klar zur Mehrheit, als Frau von Gewicht sind Sie in Gesellschaft von mindestens 40 Prozent anderer Frauen. Hier eine anschauliche Übersicht mit Daten des Statistischen Bundesamtes. (Leider gibt es keine aktuelleren Daten aus Deutschland – das RKI rechnet sogar noch mit Zahlen aus einer Erhebung von 2008 bis 2011.)[11]

DEUTSCHLAND NIMMT ZU

Anteil der Bevölkerung (ab 18 Jahre) mit Übergewicht/Adipositas in Deutschland (in %)*

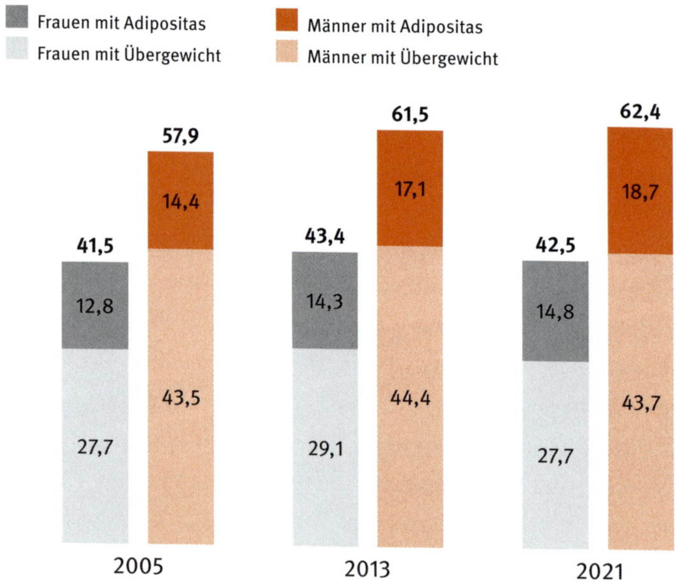

* Übergewicht = BMI 25 bis 30, Adipositas = BMI 30 oder größer
Quelle: Statistisches Bundesamt

Innendrin? Außenrum? Überall? Wo der Speck sitzt

Tagtäglich treffen Mails aus heiterem Himmel ein. Von Menschen, die ich gar nicht kenne. Die nicht meine Patienten sind. Die aber in irgendwelchen Büchern eines gewissen Doktors aus Roth gestöbert haben und jetzt nicht mehr an sich halten können. Im schönsten Sinne des Wortes. Darf ich?

»Sie hatten recht, es funktioniert. Das Bauchfett schwindet nur so dahin. Mein Bauchumfang liegt jetzt bei 86 Zentimetern, mein BMI bei 24 – mein Körper sieht fast wieder aus wie mit 20, okay, vielleicht wie mit 27, Sie wissen ja, was ich meine. Beim Laufen ist die Kondition zurück, mein Blutdruck ist wieder normal, alle Wehwehchen sind weg. Mein Lebens- und Wohlgefühl auf einen Punkt gebracht? Gut. Irre gut.«

Kann man »irre gut« Glück nennen? Tief empfundenes Glück? Vielleicht. Jedenfalls ist es dieses gute, ruhige Gefühl, wenn im Leben wieder etwas passt. Wenn man sich wohlfühlt – ohne Druck auf dem Brustkorb, ohne roten Kopf, ohne Ach und Weh bei jeder Treppe. Der Mann, der das geschrieben hat, ist 55. Also keiner, der gerade erst anfängt. Aber auch keiner, der sich schon aufgegeben hat. Einfach jemand, der beschlossen hat: *Da geht noch was. Und ich mach das jetzt einfach wahr.* Und ja – manches kostet Mühe. Aber, du meine Güte: Arbeit kann doch auch Spaß machen …

Nach einer Minute zeigt sich die wahre Größe

Zum Thema BMI kommen wir gleich. Erlauben Sie mir hier noch eine Anmerkung zum Bauchumfang. Wie man diesen korrekt misst. Habe ich von einem älteren, erfahrenen Sportmediziner. Der hat mir lächelnd folgenden Tipp gwegeben:

»Legen Sie das Maßband um die Taille des Patienten, warten Sie kurz – und beginnen Sie ein Gespräch. So etwas wie: ›Leben Sie noch bei den Eltern?‹ oder: ›Haben Sie eine Freundin? Einen Freund?‹ oder: ›Treiben Sie Sport? Laufen Sie Marathon? Warum nicht?‹ Das Thema ist ziemlich gleichgültig. Sie sollten das Gespräch auf mindestens eine Minute ausdehnen. Nach einer Minute kann der Patient nämlich seine Luft nicht mehr anhalten. Der

Bauch quillt heraus und nimmt die Normalform an. Dann – und erst dann – lesen Sie die Zentimeter ab.«

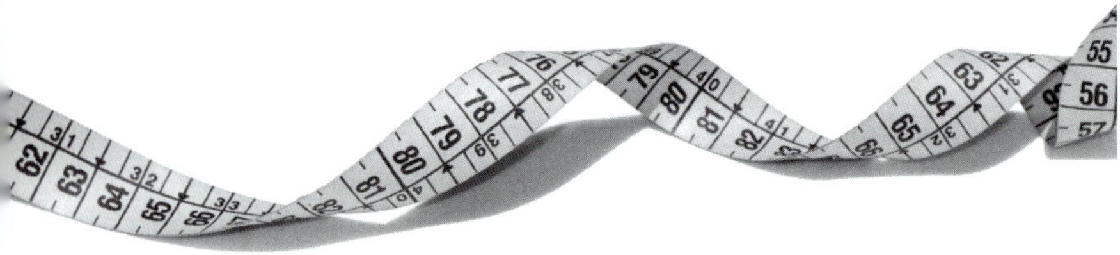

Es gibt zwei Arten von Bauch

Aber dann wissen Sie immer noch nicht, wie es drinnen aussieht. Im Bauch. Wo genau der Speck da eigentlich sitzt. Das zeigt das Maßband nicht. Aber das können Sie fühlen. Es gibt nämlich zwei Arten von Bäuchen: Da gibt es die weichen Bäuche, die mit dem »Schwabbel« über dem Hosenbund, oder sagen Sie liebevoller »muffin top« (wenn der Bauch über die Hose quillt wie ein Muffin aus der Backform) oder auch »love handle« (erkläre ich nicht). Und dann gibt es die harten, die prallen Bäuche, die aussehen wie riesige Fußbälle. Tatsächlich haben wir es hier mit zwei ganz verschiedenen Arten von Speck zu tun.

- **Subkutanes Fett** liegt direkt unter der Haut. Das ist das weiche Polster, das man zwischen Fingern und Daumen greifen kann.
- **Viszerales Fett** umhüllt die inneren Organe, sitzt also tiefer im Bauchraum. Man sieht und fühlt es von außen nicht. Es greift aktiv in den Stoffwechsel ein, und zwar auf keine gute Weise.
- **Die Bauchmuskulatur** liegt zwischen diesen beiden Fettschichten. Der »Sixpack« stabilisiert den Rumpf, hält die Organe in Position – auch wenn man ihn nicht immer sehen kann.

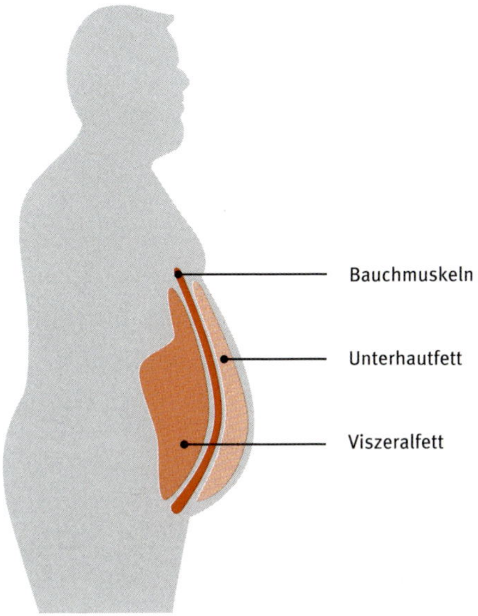

Das innere, versteckte Fett ist viel gefährlicher als das äußere. Es ist hochgradig stoffwechselaktiv und besitzt eine höhere Lipolyserate – es gibt also mehr Fettsäuren ins Blut ab. Und zwar auch direkt in die Pfortader, also die Blutbahn, die zur Leber führt. Das kann zu einer Anhäufung von Fett in der Leber führen, was eine **Fettleber** begünstigt (genauer: eine nicht-alkoholische Fettlebererkrankung, kurz: NAFLD). Das wollen Sie nicht. Auch die entzündungsfördernden Adipokine, Interleukin-6 und TNF-alpha, wollen Sie nicht. Denn die fördern systemische Entzündungen, bringen den Zuckerstoffwechsel durcheinander und können **Insulinresistenz** und Typ-2-**Diabetes** begünstigen – und außerdem das Risiko für **Unfruchtbarkeit**, **Herz-Kreislauf**-Erkrankungen und **Krebs** hochtreiben. Selbst das Risiko, an **Parkinson** oder **Demenz** zu erkranken, kann mit jedem Gramm mehr »Innenfett« ansteigen.

Was viele nicht wissen: Auch schlanke Menschen können ein ungünstiges Fettmuster haben – der sogenannte TOFI-Typ (»thin outside, fat inside«). Und in der Folge zu hohen Blutdruck. Dahinter stehen bestimmte Hormone aus dem viszeralen Fett, die ungünstig auf den Blutdruck wirken, außerdem entzündliche Zytokine, die zu einer verminderten NO-Produktion (Stickstoffmonoxid) führen – das alles verengt die Gefäße und erhöht den Blutdruck. Deshalb können Sie eben **auch bei normalem Gewicht an hohem Blutdruck leiden**, der verursacht wird durch den Speckmantel, mit dem sich Ihre Organe ohne Ihr Wissen umwickelt haben. Und wie finden Sie jetzt heraus, ob das bei Ihnen der Fall ist? Messen!

- **Körperfett** im Fitnessstudio oder beim Rehasport messen lassen.
- Auch moderne Bildgebung wie **MRT oder CT** kann dieses Fett sichtbar machen. Teure Diagnostik! Viel günstiger:
- **Taillenumfang** messen. Sie brauchen nur ein Maßband. Ein Taillenumfang unter 80 Zentimeter bei Frauen und unter 94 Zentimeter bei Männern sowie ein WHR (siehe nächster Punkt) unter 0,85 beziehungsweise 0,90 deuten auf ein geringes viszerales Fettdepot hin.
- **Taille-Hüft-Verhältnis** (WHR = Waist-to-Hip-Ratio) messen: Das WHR wird berechnet, indem man den Taillenumfang durch den Hüftumfang teilt; gemessen wird jeweils mit einem Maßband – die Taille auf Höhe des Bauchnabels, die Hüfte an der breitesten Stelle des Gesäßes. WHR unter 0,85 beziehungsweise 0,90 deuten auf ein geringes viszerales Fettdepot und ein geringeres Risiko für damit verbundene Krankheiten hin.

Die Speck-weg-Formel für dieses Problem verrate ich Ihnen schon an dieser Stelle: Weg mit Zucker und weg mit Stress – da beides Ihr Insulin hochtreibt und Insulin die Lipolyse hemmt, einfacher gesagt also:

den Speck im Körper festhält. Verzichten Sie auf leere Kohlenhydrate, bleibt Ihr Insulinspiegel niedrig. Dann kann sich kein neues Fett einlagern und – noch besser – das Fett im Bauch wird für die Energiegewinnung freigegeben.

Dabei gibt es einen Lichtblick: Viszerales Fett schmilzt schneller weg als das Fett unter der Haut (der »Schwabbel«).[12] Das ist eine gute Nachricht – denn es bedeutet, dass gezielter Fettabbau genau dort wirkt, wo es am wichtigsten ist.

Was Speck mit Hormonen zu tun hat

Das Männerhormon Testosteron wirkt anabol, fördert also den Muskelaufbau und hemmt die Fettzunahme. Ein niedriger Spiegel kann deshalb zu einem Weniger an Muskelmasse und einem Mehr an Fettgewebe führen – dabei wächst besonders viszerales Fett. Schlimm genug. Ein niedriger Testosteronspiegel führt erfahrungsgemäß zusätzlich auch noch zu Müdigkeit, Antriebslosigkeit und Stimmungstiefs – was wiederum die Motivation bremst, sich in die Sportschuhe zu schwingen und loszulaufen. Oder sich an die Pfanne zu schwingen und Gemüse und Proteine zu einem gesunden Schmaus »zusammenzubraten«.

Ihr Speckbauch raubt Ihnen Testosteron

Als wäre das alles nicht schon herausfordernd genug: Ein geringer Testosteronspiegel kann sogar »Fressanfälle« auslösen. Jedenfalls wurde an der Michigan State University bei jungen Männern ein Zusammenhang zwischen niedrigem Testosteron und dysreguliertem Essverhalten gefunden, darunter eben Heißhunger und Kontrollverlust beim Essen.[13]

Testosteron ist Ihr innerer Antrieb. Das eigentliche Geheimnis aller erfolgreicher Menschen. Die Entschlusskraft, die innere Motivation, die Tatkraft, das Durchhaltevermögen … habe ich nun schon so einige Hunderttausend Mal bei Männern und Frauen gemessen. Der innere Antrieb war selten spontan hoch und lag meist im unteren Drittel des Normalbereichs. Wenn nicht gar tiefer.

Oft steckt dahinter: Ihr Bauchfett. Voll mit Aromatase, einem Enzym, das Ihr wertvolles Testosteron in Östrogen umwandelt. Ihnen also Testosteron raubt. Es gibt böse, aber medizinisch trotzdem richtige Sätze wie:

Bauchfett macht impotent.

Und noch mehr: Erektionsprobleme, Herzrasen, Hitzewallungen, Gewichtsprobleme, Depressionen, Gereiztheit, Schlafschwierigkeiten, Konzentrationsmangel – dahinter steht oft zu wenig Testosteron. Bei Männern und bei Frauen. Das Hormon ist eine Art Barometer für Ihren allgemeinen Gesundheitszustand.

Heißt ganz praktisch: Ihr Testosteronspiegel verrät Sie. Verrät mir Ihren Lebensstil. Verrät mir, ob Sie zu sehr gestresst sind und keine Gegenstrategie kennen (Meditation). Verrät mir, ob Sie entspannten Ausdauersport treiben (bitte!), verrät mir, ob Sie Kraftsport betreiben (was Sie unbedingt sollten), verrät mir, ob der Bauchumfang – Ihr ganz persönlicher – für Sie passt. Oder zu hoch ist. Eine ziemlich elegante Idee, wie ich finde. Zumal Sie Ihren Testosteronspiegel ganz ohne Pflaster und Co. selbst hochziehen können (siehe oben).

PCOS trifft möglicherweise jede fünfte Frau

Jetzt geht es um Sie, liebe Leserinnen. Vielleicht kennen Sie das: unregelmäßiger Zyklus, vermehrte Körperbehaarung (auch im Gesicht), Akne, Haarausfall und oft auch Gewichtszunahme, weil Sie permanent Hunger haben, auch direkt nach dem Essen. Sie können sich anstrengen, wie Sie wollen – Sie fühlen sich überhaupt nicht wohl in Ihrem Körper. Und haben keine Ahnung, warum.

Dann sind Sie vielleicht betroffen von PCOS: Polyzystisches Ovarialsyndrom.[14] Das ist die häufigste hormonelle Störung bei Frauen – und gleichzeitig eine, die sich nur schwer erkennen lässt. Nicht jede Betroffene sieht aus, wie man es aus dem Lehrbuch kennt. Manche haben kaum Symptome – oder ganz andere. PCOS geht oft mit sichtbaren Zysten an den Eierstöcken einher, mit einem Zuviel an männlichen Hormonen (Hyperandrogenismus), Zyklusstörungen oder Eisprungstörungen. Es wirkt sich auch auf die Psyche und sogar auf das Herz-Kreislauf-System aus. Schätzungen zufolge sind je nach Diagnosekriterien bis zu 18 Prozent der Frauen betroffen – Tendenz steigend!

Warum ich Ihnen hier davon berichte? Ein zentrales Problem vieler Betroffener ist die **Insulinresistenz**. Etwa ein Drittel der betroffenen Frauen entwickelt im Laufe der Zeit **ein metabolisches Syndrom** – eine Kombination aus zu hohem Körpergewicht, Bluthochdruck, gestörtem Fettstoffwechsel und erhöhtem Blutzucker. Dieses Syndrom erhöht das Risiko für Typ-2-Diabetes, Herz-Kreislauf-Erkrankungen und sogar Gebärmutterkrebs.

PCOS ist auch eine der häufigsten Ursachen für weibliche Unfruchtbarkeit. Nicht nur wegen der unregelmäßigen Eisprünge, sondern auch, weil Veränderungen der Gebärmutterschleimhaut es der befruchteten Eizelle schwer machen, sich einzunisten.

Nein, nein, bitte nicht verzweifeln. Man kann auch hier etwas tun. Eine gesunde, möglichst entzündungsarme Ernährung, regelmäßige Bewegung und gegebenenfalls medikamentöse Unterstützung (etwa zur Zyklusregulierung) helfen vielen Betroffenen. Was ganz sicher nicht hilft: Sätze, die beginnen mit »Du musst einfach nur …«

Metabolisches Syndrom – was ist das?

Das metabolische Syndrom ist eine Kombination mehrerer Gesundheitsprobleme, die oft gemeinsam auftreten. Dazu gehören vor allem

- ein dicker Bauch (Taillenumfang bei Männern ≥ 94 cm, bei Frauen ≥ 80 cm),
- zu hohe Blutfettwerte (Triglyzeride ≥ 150 mg/dl),
- ein zu niedriger Wert des »guten« HDL-Cholesterins (bei Männern < 40 mg/dl, bei Frauen < 50 mg/dl),
- zu hoher Blutdruck (≥ 130/85 mmHg) und ein erhöhter Blutzucker (Nüchternblutzucker ≥ 100 mg/dl).

Wer einen dicken Bauch hat und mindestens zwei der anderen Probleme, hat wahrscheinlich das metabolische Syndrom. Ursache ist oft eine Insulinresistenz, das heißt, der Körper reagiert nicht mehr richtig auf das Hormon Insulin. Dadurch steigt das Risiko stark an für

- Herzkrankheiten und Schlaganfall,
- außerdem für Typ-2-Diabetes (das ist die Zuckerkrankheit, die man nicht erbt, sondern sich »anfuttert«)
- und auch Demenz.

In vielen Ländern hat etwa jede vierte erwachsene Person das metabolische Syndrom – deshalb ist es so wichtig, darüber Bescheid zu wissen und früh gegenzusteuern.

Weißes, beiges und braunes Fett!? Ja, wirklich!

Haben Sie sich im Winter auch gewundert, warum Ihnen Menschen mit dicker Daunenjacke und kurzen Hosen begegnet sind? Was ist da los? Kreative Klimawandelreaktion? Verrückt geworden? Nein: gut informiert. Die Rede ist von gezielten Kältereizen, um weiches Schwabbelfett (das Entzündungen auslöst) in braunes Fett (das Kalorien verbrennt) zu verwandeln.

Es ist tatsächlich etwas dran: braunes Fett verbrennt weißes Fett. Ja, richtig gelesen: Fett kann auch helfen, Fett zu verlieren. Wenn Sie extra frieren (bitte gut dosieren, damit Sie sich keinen Infekt einfangen) oder wenn Sie Chili essen (bitte auch das gut dosieren). Im Detail:

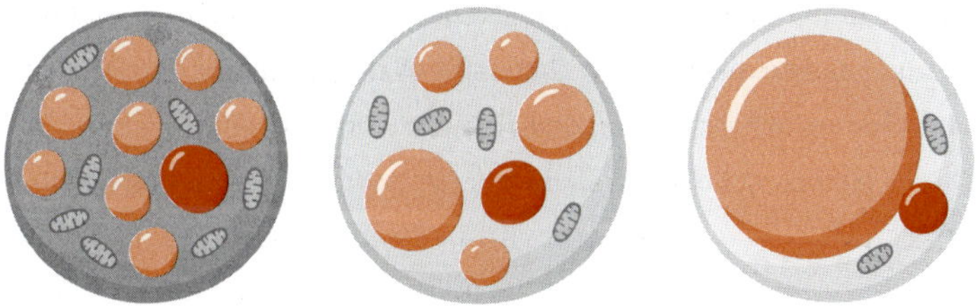

Braune Fettzelle — Beige Fettzelle — Weiße Fettzelle

Weißes Fettgewebe (WAT) ist das, was wir landläufig als »Speck« bezeichnen. Es besteht aus großen Fettzellen, in denen jeweils ein großer Fetttropfen sitzt – prall gefüllt mit Triglyzeriden. Hier landet alle Energie, die wir in uns hineinfuttern, die der Körper aber nicht sofort gebrauchen kann. WAT ist also ein wichtiger Speicher für schlechte Zeiten – in guten Zeiten aber leider auch ein Störenfried. Erstens, wenn Menschen vielleicht mal etwas anziehen wollen, bei dem das Wort »kaschierend« unnötig ist. Und zweitens, weil dieses Fett eben Entzündungsstoffe produziert, die den gesamten Körper stressen – oder auch Botenstoffe wie Leptin, die das Hungergefühl durcheinanderbringen oder ganz verschwinden lassen.

Braunes Fett (BAT) enthält sehr viele kleine Brennöfen – die Mitochondrien. Diese produzieren – anders als ihre Kollegen in anderen Zellen – nicht Energiemoleküle (ATP), sondern Wärme. Das passiert typischerweise bei Kälte. Der zentrale Akteur dabei ist das Protein UCP1, das eine Art Kurzschluss in der Energieproduktion auslöst und so Kalorien verheizt – auch ohne Sport. Die bräunliche Farbe des BAT stammt von der hohen Mitochondriendichte, deren Enzyme häufig eisenhaltig sind. Und wie wir von Roter Bete, von rostigen Autos und von den eigenen aufgeschlagenen Knien wissen: Eisen sieht rötlichbraun aus.

Lange dachte man, braunes Fett gäbe es nur bei Babys, damit sie nach der Geburt ihre Körpertemperatur halten können. Heute ist klar: Auch viele Erwachsene haben noch aktive braune Fettdepots, besonders im Bereich des Nackens und der Schlüsselbeine, entlang der Wirbelsäule und um die Nieren. Es ist bei Normalgewichtigen tendenziell aktiver als bei Menschen mit sehr viel Gewicht. Frauen haben im Schnitt mehr aktives BAT als Männer. (Seltsam, dass sie trotzdem häufiger frieren.)

Beiges Fett (auch »brite fat« genannt – brown-in-white) entsteht aus weißen Fettzellen, wenn diese durch Kälte, Bewegung oder bestimmte Hormone »umprogrammiert« werden. Beige Fettzellen sehen aus wie weiße Fettzellen – eben bis sie aktiviert werden. Dann verwandeln sie sich in hitzeproduzierende Zellöfen mit hoher Stoffwechselaktivität, ähnlich wie braune Fettzellen.

Ein hoch erwünschter Effekt: Wenn braunes und beiges Fett fleißig Wärme produzieren, ziehen sie als Brennstoff Zucker (Glukose) und Fett (Fettsäuren) aus dem Blut. Ein möglicher Nebeneffekt: verbesserte Insulinempfindlichkeit. Braunes und beiges Fett sind deshalb ein Risikosenker in Sachen Adipositas und Typ-2-Diabetes.

Und dann kommt's: Zirkuliert kein passendes Fett mehr im Blut, wird der Nachschub an Fettsäuren beim weißen Fettgewebe bestellt. Fett wird abgebaut. Das heißt nichts anderes als:

Braunes Fett frisst weißes Fett.

Aber nur unter den richtigen Umständen. Nur wenn der Körper seine Extraheizung braucht. Und nur wenn der Blutzucker niedrig ist. Aber bitte, jetzt nicht gleich in Shorts in den Schnee springen – die Menge der verbrannten Energie ist moderat. Es geht hier um eine Unterstützung der Stoffwechselgesundheit.

Spannend: Studien zeigen, dass auch einige natürliche Pflanzenstoffe aus Beeren (Resveratrol), Zwiebeln (Quercetin), Kurkuma (Curcumin), Chili (Capsaicin), Minze (Menthol) oder Catechine aus grünem Tee den Stoffwechsel aktivieren können, indem sie weißes »Isolierfett« in beiges oder braunes »Heizofenfett« verwandeln. Zumindest war das in Tiermodellen messbar. Ausprobieren![15]

Warum die BMI-Zahl allein nicht brauchbar ist

Der »normale Mensch« ist ein weißer Belgier – zumindest ist genau dieser die statistische Grundlage, auf die sich der belgische Sozialstatistiker Adolphe Quetelet berief, als er ab 1832 die Grundlagen für den »Body-

Mass-Index« entwickelte. Kurz: BMI. Dass er bei seinen Berechnungen gar nicht so sehr an Medizin interessiert war, sondern vielmehr an der hochproblematischen Definition des »normalen Menschen«, ist heute größtenteils vergessen.

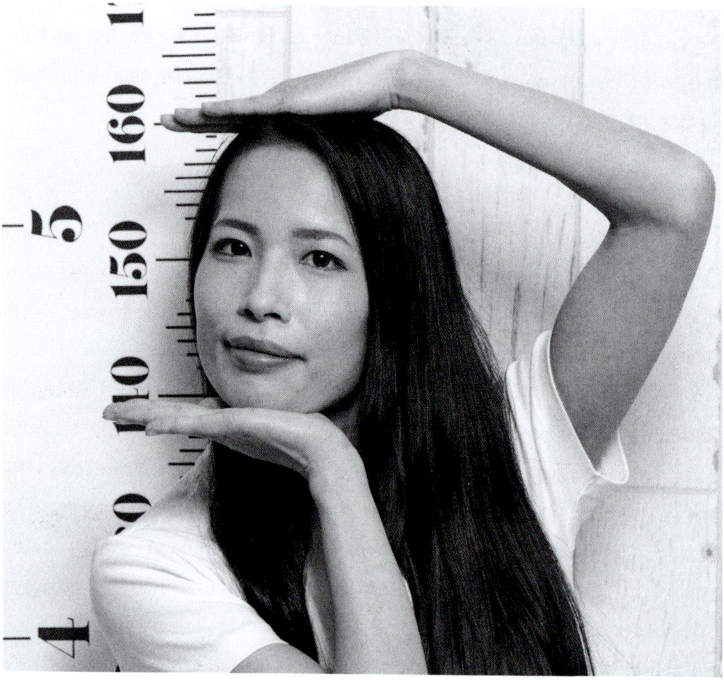

Als 1972 der US-Physiologe Ancel Keys die Berechnungen Quetelets aufgriff und weiterentwickelte, ging es ihm wieder nicht um die Unterscheidung von Untergewicht, Normalgewicht und Übergewicht. Es ging *nicht* um Medizin, um Wohlbefinden, um Gesundheit – es ging um Zahlen. Und diese Statistik war wiederum interessant für US-amerikanische Lebensversicherer, um individuelle Risiken ihrer Kunden zu berechnen, die sich aus zusätzlichen Kilos ergaben – also wieder: Zahlen.[16]

Der gesunde Mensch ist nicht automatisch ein Belgier

In den 1980er-Jahren sprang die Weltgesundheitsorganisation WHO auf die statistischen Tabellen an – dann erst wurden aus den Zahlen Schubladen für gute und weniger gute Gesundheit. Und dann verwandelte Deutschland diese Schubladen in rote Karten für die staatlichen Personalabteilungen. Seitdem wird in Deutschland kaum jemand Finanzbeamter oder Forstbeamter, Lehrer oder Professor, der einen BMI höher als 35 hat.

- **Auf den ersten Blick:** Gut, der Staat will eben gesunde Menschen in den Staatsdienst stellen und ihnen ihre Pension nicht früher als notwendig auszahlen.
- **Auf den zweiten Blick: brutal.** Hier werden völlig ungerechtfertigt Chancen verwehrt.

Denn: Eine afrikanischstämmige Professorin mit BH-Größe E, F, G oder größer sieht eben nicht aus wie ein weißer Belgier vor 200 Jahren – und ist trotzdem nicht automatisch krankhaft übergewichtig. Ein durchtrainierter Bodybuilder mit sibirischen Wurzeln sieht eben nicht aus wie ein weißer Belgier vor 200 Jahren – und auch er ist nicht automatisch krankhaft dick.

Der BMI ist für Menschen mit einer ganz anderen Herkunft und mit einem ganz anderen Lebensstil als ein weißer Belgier aus dem 19. Jahrhundert schlicht und ergreifend nicht aussagekräftig. Er ist Unsinn. Und, das ist der Knackpunkt: eine brutale Zumutung, weil die **BMI-Zahl Menschen in die Schublade »dick und krank« wirft, die da ganz offensichtlich nicht hineingehören**.

Auf der anderen Seite der Skala gilt das ganz genauso: Der typische Marathonläufer, der typische Rennradfahrer ist lang und dünn, manch einer hat kaum ein Gramm Speck am Allerwertesten (fragen Sie mich nicht, wie sich das anfühlt, sonst krame ich unschöne Dinge aus meiner Erinnerung …). Und? Sind diese durchtrainierten Menschen also »zu dünn«? Und deshalb »krank«? Nö. Sind sie nicht.

Gut also, dass im Februar 2024 eine internationale Kommission aus 58 Expertinnen und Experten – unter anderem aus der Schweiz, Deutschland, Großbritannien und Australien – mit einem Beitrag im Fachblatt *The Lancet Diabetes & Endocrinology* den BMI über Bord geworfen hat.[17] Nun, nicht ganz: Sie haben eine Neudefinition des Begriffs Adipositas vorgeschlagen. Der Body-Mass-Index (BMI) soll, so die Empfehlung, künftig nur noch als grobes Screening-Instrument verwendet werden – aber nicht mehr als alleiniges Diagnosekriterium. Der Grund: Der BMI sagt zwar, wie groß und schwer jemand ist. Aber nicht, wie gesund er ist. Der BMI ist, kürzer gesagt, blind für Fett. Blind für Muskeln. Blind für Herkunft. Und blind für Wohlbefinden.

BMI: Was war das noch? Was sagt das aus?

Der BMI ist eine einfache Formel: Körpergewicht in Kilogramm geteilt durch die Körpergröße in Metern zum Quadrat.

$$\mathbf{BMI = kg/m^2}$$

Konkret heißt das für einen Menschen, der 1,70 Meter groß ist:

- **Untergewicht** bei weniger als etwa **53,5 Kilo**.
- **Normalgewicht** zwischen **53,5 und 71,9 Kilo** – hier liegt der BMI zwischen 18,5 und 24,9.
- **Hohes Körpergewicht** beginnt ab etwa **72 Kilo** und reicht bis knapp **86,4 Kilo** – das entspricht einem BMI zwischen 25 und 29,9.
- **Adipositas Grad I** beginnt ab **86,7 Kilo** und reicht bis etwa **100,9 Kilo** – BMI zwischen 30 und 34,9.

- **Adipositas Grad II** liegt vor zwischen **101,2 und 115,2 Kilo** – BMI zwischen 35 und 39,9.
- **Adipositas Grad III** beginnt ab **115,6 Kilo** – das ist dann ein BMI von 40 oder mehr.

Wenn es um die operative Verkleinerung des Magens bei sehr schweren Menschen geht, spricht man manchmal auch von

- **Super-Adipositas**, wenn das Gewicht über **122 Kilo** liegt (BMI über 42–45),
- und **Super-Super-Adipositas**, bei allem ab etwa **135 Kilo** aufwärts (BMI 47+).

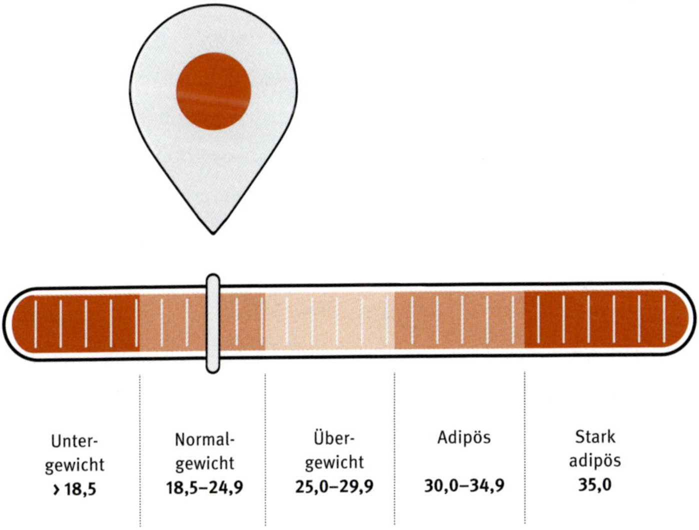

Und was sagt das jetzt? Es sagt allen Menschen, die zufällig nicht in die BMI-Spanne 18,5 bis 24,9 fallen: »Du bist nicht normal.« Ein tief kränkendes Urteil. Und das alles, weil im 19. Jahrhundert ein Belgier mit einer Waage durch die Lande gezogen ist …

Jetzt 18 Kriterien – statt einer einzigen Zahl

Die neuen Kriterien sind komplexer. Statt einer einzigen Zahl braucht es nun bis zu 18 diagnostische Merkmale – darunter Blutdruck, Taillenumfang, Fettverteilung, Organfunktion, Lebensqualität. So lässt sich klarer unterscheiden: zwischen Menschen, die schlicht mehr Fett mit sich tragen, und denen, bei denen dieses Fett bereits die Gesundheit beeinträchtigt. Statt nur auf Zahlen zu schauen, wird also jetzt genauer hingeschaut: Gibt es Organschäden? Funktionseinschränkungen im Alltag? Stoffwechselentgleisungen? Liegt »nur« eine präklinische Adipositas vor – oder bereits eine klinische? Damit landen gesunde, aber etwas schwerere Menschen nicht mehr automatisch in der Schublade »krank«. Stattdessen wird geschaut, welche Prävention sinnvoll ist, damit sie dort auch langfristig nicht hineinrutschen.

Ein weiterer Vorteil: Die neuen Kriterien gelten alters- und geschlechtsunabhängig – und berücksichtigen dennoch Unterschiede. Frauen haben bei gleichem BMI in der Regel mehr Körperfett als Männer – und oft eine andere Verteilung. Wer eine große Brust trägt, bringt schlicht mehr Gewicht auf die Waage, ohne dass das automatisch etwas mit ungesundem Fett zu tun hätte. Ältere Menschen haben meist mehr Fettmasse und weniger Muskelmasse als Jüngere – auch das beeinflusst das Risiko. Der BMI blendet solche Unterschiede aus – die neue Einteilung nicht. Was die neue Einteilung aber leider immer noch nicht wahrnimmt, das sind die psychologischen Belastungen, unter denen viele, wahrscheinlich die meisten Menschen mit viel Körpergewicht leiden: Mobbing, Ausgrenzung infolge ihres Gewichts – aber auch umgekehrt: Frustessen, Angstessen und infolgedessen ein Gewicht jenseits der »Norm«.

Auch für Kinder und Jugendliche gelten nun differenziertere Maßstäbe. Die Kommission schlägt 13 diagnostische Kriterien speziell für Minderjährige vor – etwa das Vorliegen von Fettleber, Atemwegserkrankungen wie Asthma, Gelenkschäden oder Herzproblemen. Also: Alles gut jetzt? Nicht alles.

Eigentlich wissen wir es längst

Was mich immer wurmt an diesen vermeintlichen »Durchbrüchen«, an diesen neuen Definitionen, Regeln und Leitlinien: Vieles ist überhaupt nicht neu. Vieles ist längst bekannt. Wurde nur nicht ernst genommen. Ich erinnere mich an eine Studie aus dem Jahr 2014, mehr als zehn Jahre alt. Die Forscherin Preethi Srikanthan und ihr Kollege Arun Karlamangla von der School of Medicine an der UCLA, Los Angeles, kamen auf die Idee, den so groben, so unzuverlässigen Body-Mass-Index (BMI) durch einen Muskel-Mass-Index (MMI) zu ersetzen.[18] Sie haben dann an 2659, wahllos aus dem Leben gegriffenen Probanden (also keine Bodybuilder, keine Leistungssportler), die älter als 55 (männlich) und 65 (weiblich) Jahre waren, die Muskelmasse gemessen und alle in vier Gruppen aufgeteilt – je nach Muskeln. Ergebnis:

> Die Menschen mit dem höchsten Anteil an Muskelmasse hatten ein deutlich geringeres Sterblichkeitsrisiko – genauer gesagt rund 20 Prozent niedriger als jene mit dem geringsten Muskelanteil.

Bitte noch einmal: Hier wurden normale Menschen untersucht. Also nicht Sie, also auch nicht ich, der wir uns um unsere Muskeln seit Jahren bemühen. Dass das Ergebnis so deutlich ausfällt, hatte ich nicht erwartet. Normale Menschen? Freilich:

- 43,2 Prozent waren mal Raucher.
- 36,1 Prozent hatten Prädiabetes.
- 17,5 Prozent waren Diabetiker.
- 61,4 Prozent hatten Bluthochdruck.
- 7,8 Prozent hatten Krebs.

Das Alter (über 55 beziehungsweise über 65 Jahre) hatte ich ja schon erwähnt. Trotzdem lag das absolute Sterblichkeitsrisiko der muskelbepackten Älteren bei 40,8 Prozent und das der »Lauche« (sorry) bei 58 Prozent.

Es lohnt sich. Es lohnt sich wirklich: Je älter Sie werden, desto wichtiger wird es, dass Sie Ihre Muskeln wachsen lassen. Konzentrieren Sie sich also weniger auf die kleine Rolle da über Ihrem Hosengürtel, schauen Sie mehr auf Bizeps, Sixpack und was Sie sonst noch an Muskelpaketen auf Ihrem Körper finden (möchten). Verlaufen Sie sich also gerne mal in eine Muckibude oder trainieren Sie zu Hause rund um das Thema Kraft. Und schon beschenkt Sie Ihr Körper mit Wachstumshormonen und auch mit Testosteron. Lässt Muskeln sprießen. Verlängert Ihr Leben.

Ja, ich weiß: Es gibt so viele Wässerchen und Pülverchen, die auch versprechen, Ihr Leben zu verlängern. Finden Sie alles im Internet. Bestellen Sie haufenweise. Hier aber geht es um die Basics. Muskeln aufbauen! Das wirkt sehr viel stärker, sehr viel effektvoller als Ihre Kräutlein. Es braucht nur ein paar Arbeitsstunden – den Lohn bekommen Sie von Ihrem Körper. Einfach so. Ohne Verhandeln. Und Lebensfreude gibt's noch obendrauf!

Lipödem macht es Ihnen schwer

Mancher Speck, gegen den Sie verzweifelt kämpfen, ist gar keiner. Stattdessen ist er: Wasser. Ihr Facharzt kratzt sich bei der Untersuchung Ihrer Beine trotzdem am Kopf und ist hilflos. Und dann bekomme ich wieder einmal eine Mail:

»Ich hatte jahrelang Wasser in den Beinen. Mal hieß es Lymphödem, mal Lipödem – und irgendwann einfach: ›Da kann man nix machen.‹ Soll ich eben Kompressionsstrümpfe tragen, lebenslang. Nur: Ich habe Neurodermitis, die Dinger haben mich wahnsinnig gemacht. Irgendwann habe ich sie in die Tonne getreten.

Dann habe ich meinen Endokrinologen gebeten, mal alle Mineralstoffe zu checken – ich habe Hashimoto, dachte, vielleicht hängt's ja zusammen. Er hat's abgetan, genervt. Ergebnis: ein massiver Kaliummangel. Aber statt was zu tun, sagt er: ›Warten Sie ein paar Wochen oder gehen Sie halt in die Notaufnahme.‹ Hä? Ich bin sofort in die Apotheke gefahren und habe ein Kaliumpräparat besorgt. Die Höchstdosis genommen. Was soll ich sagen? Die Ödeme wurden weniger. Dann waren sie weg. Weg! Keine Dellen mehr, keine schweren Beine mehr, zwei Hosengrößen kleiner, zwei Schuhgrößen kleiner. Ich war baff.

Als ich dem Arzt das erzählte – dass ich auf eigene Faust supplementiert habe und gesund geworden bin –, war er sauer. Nicht erleichtert. Sauer! Ich? Stinksauer. Wie kann man so danebenliegen – und dann beleidigt sein, wenn der Körper endlich wieder funktioniert? Ich geh da nie wieder hin.«

Verständlich. Viele von Ihnen, auch ich mehrfach, haben das Gleiche erlebt. Moleküle? Simple Moleküle? Ach nein, kann gar nicht sein. Ist aber so. Gelernt haben wir wieder, dass der Mensch manchmal wirklich nur Läuse hat (Kaliummangel) statt Läuse und Flöhe (eine ganze Palette an Versorgungslücken) – oder tatsächlich ein Lipödem.

Es ist eine hundsgemeine Krankheit.

Ganz sicher haben Sie schon Menschen mit Lipödem gesehen, in so gut wie allen Fällen ist es eine Frau: schlanker Rumpf und Hals, ab dem Hosenbund dann fast ein anderer Mensch. Um Gesäß und Beine verteilt sich überproportional viel Körperfülle, als müssten diese Frauen unfreiwillig einen viel zu großen, dick wattierten Schneeanzug tragen. Aus kompaktem Fett. Je nach Schweregrad der Erkrankung unterscheiden Ärzte verschiedene Stadien – wobei als Kriterium die Eindellung der Haut gilt, nicht die Belastung durch Schmerzen, nicht die Belastung durch Bewegungseinschränkungen, nicht die Belastung durch glotzende Gaffer und blöde Sprüche.

LIPÖDEM

Abnorme Fettansammlungen im Unterkörper

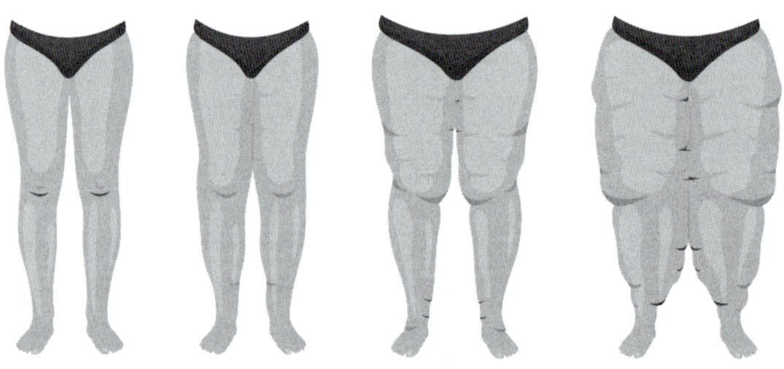

Bei manchen Frauen betrifft diese chronische Fettverteilungsstörung auch die Arme. Für alle Betroffenen gilt: Lipödem ist eine hundsgemeine Krankheit. Denn:

- Sie betrifft schätzungsweise **jede zehnte Frau** – aber der Auslöser der Krankheit ist immer noch nicht verstanden.
- Es gibt auch **keine sichere Diagnose**.
- Die Fettansammlungen sind äußerst druckempfindlich und **schmerzhaft**. (»Es fühlt sich an, als würden meine Beine platzen.«)[19]
- Sehr leicht kommt es zu **blauen Flecken** und **Verletzungen**.
- Die Fettdepots **reagieren kaum auf Sport**.
- Die Fettdepots **reagieren kaum auf Diäten**.
- Niemand weiß, warum das so ist.
- Wiederholte Diäten verschlimmern das Lipödem.
- Was vielen Frauen tatsächlich hilft, sind **Fettabsaugungen** (Liposuktion) im Krankenhaus (meistens sind mehrere Operationen notwendig),
- bei denen in Einzelfällen rund 20 Liter Fett entfernt werden[20], was mehrere Zehntausend Euro kostet, und das bezahlt die Krankenkasse in den meisten Fällen nicht.

Warum bezahlt das die Krankenkasse nicht? Weil es eine andere Standardtherapie gibt: Kompressionsstrümpfe, Lymphdrainage und Bewegung. Und weil es tatsächlich medizinische Einwände gegen die Fettabsaugung gibt: Es ist nicht auszuschließen, dass das Fett wieder nachwächst. Und dass der Eingriff im Bindegewebe Narben hinterlässt, die den Lymphabfluss noch mehr behindern.

Bei allem Elend gibt es eine gute Nachricht: Seit 2020 können Patienten in sehr schweren Fällen (Stadium III) unter bestimmten Bedingungen eine Liposuktion von der gesetzlichen Krankenkasse bezahlt bekommen. Ob dies für Sie infrage kommt, kann Ihnen Ihre behandelnde Praxis sagen. Und wenn die sich querstellt, holen Sie sich Hilfe bei einer der vielen Selbsthilfegruppen (Lipödem Hilfe Deutschland: www.lipoedem-hilfe-ev.de; Lipödem Gesellschaft: lipoedem-gesellschaft.de; bundesweiter Überblick über Selbsthilfegruppen: www.lipoedem-fakten.de).

Und es bewegt sich doch

An dieser Stelle könnten wir uns zurücklehnen, Lipödem in der Kategorie »kann man nix machen« abheften und vergessen. Gäbe es da nicht diese Studie aus Brasilien:[21]

> Fünf Frauen, zwischen 34 und 90 Jahre alt, alle mit diagnostiziertem Lipödem in unterschiedlichen Stadien. Und alle wurden konservativ behandelt – also **ohne Operation**, ohne Liposuktion, dafür mit einer Kombination aus **antiinflammatorischer Ernährung** (Zucker weg, Kohlenhydrate weg, viel Gemüse und Protein), **Bewegung im Wasser, manueller Lymphdrainage** und Beratung zum individuellen Lebensstil. Medikamente kamen keine zum Einsatz, ebenso wenig wurden hier Beine in Kompressionsstrümpfe gequetscht.

Besonders auffällig: Bei allen fünf Patientinnen verbesserten sich sowohl Symptome wie Schmerz, Schwellung oder Druckempfindlichkeit als auch die gemessenen Umfänge und Proportionen der Beine (schauen Sie sich die Vorher-Nachher-Bilder der Studie gerne an – es ist heftig).[22] Die Therapie wurde dabei individuell angepasst: Eine Patientin ließ sich auch auf Nahrungsmittelunverträglichkeiten testen, strich Joghurt, Kuhmilch, Cashewnüsse, Mohn und Pilze aus ihrem Speiseplan – und auch das half dabei, die Symptome zu lindern.

Die Studie kommt zu dem Schluss: **Nicht jede Patientin mit Lipödem muss automatisch unters Messer.** Konservative Therapie kann – je nach Stadium, Zielsetzung und Beschwerden – den Beinen auch dabei helfen, sich aus ihrem Speckmantel herauszuschälen. Ziel ist dabei nicht, so auszusehen, wie eine Heidi Klum sich das vorstellt – das ist in den meisten Fällen nicht möglich. Na und? Wie wäre es stattdessen mit viel mehr Wohlbefinden? Viel mehr Lebensfreude?

Stress macht es Ihnen noch schwerer

Stress macht dick. Ja, wirklich: Stress macht Sie immer dicker. Und zwar wegen Ihres Stresshormons **Cortisol**. Cortisol ist eigentlich dafür zuständig, dass Sie überleben. Säbelzahntiger oder Schwiegermutter vor der Höhle, Matheklausur, Deadline in zehn Minuten: In einem solchen Stressmoment macht Cortisol genau das, was es soll: Energie mobilisieren. Es fährt den Insulinspiegel hoch und stellt Zucker bereit. (Genauer: Cortisol erhöht den Blutzucker, woraufhin Insulin als Gegenspieler ausgeschüttet wird.) Zack – Energie im Blut. Kampf oder Flucht (oder Totstellen, Stichwort Säbelzahntiger oder Schwiegermutter). Soweit alles sinnvoll. Aber jetzt kommt's:

Wenn Stress nicht nachlässt – wenn der Termindruck, das Chef-/Kindergeschrei, der Geldmangel **chronisch** werden –, läuft Cortisol immer weiter auf Hochtouren. Und dann passiert was Seltsames: Der Körper beginnt, **Fett zu speichern**. Vor allem am Bauch. Warum? Weil er denkt: »Ach so: Krise! Dann lieber mal Vorräte anlegen!« In der Steinzeit hat das beim Überleben geholfen. Heute geht die Hose dann nicht mehr zu.

Gleichzeitig wird der **Appetit größer** – besonders auf Dinge, die ganz schnell Energie bringen: das Schokocroissant (das sowieso so gut duftet), Fettiges (es sieht aber auch immer so gut aus, wenn sich die Hähnchen im Grill drehen), Salziges (Pommes!). Also: Rein mit

Croissant/Huhn/Pommes – schon fühlt sich die Welt nicht mehr so bedrohlich an. Dann kommt eine Flut Insulin (Cortisol hatte dafür gesorgt). Der Blutzucker stürzt ab, der nächste Heißhunger schlägt Alarm, der Stresskreislauf rotiert:

Stress ⇢ Cortisol ⇢ Hunger ⇢ Essen
⇢ mehr Speck ⇢ schlechtes Gewissen ⇢ noch mehr Stress
⇢ Cortisol ⇢ Hunger …

Es kommt dann leider noch schlimmer: Cortisol blockiert nämlich auch den **Muskelaufbau**. (Genauer: Chronisch erhöhte Cortisolspiegel fördern Muskelabbau und hemmen Proteinsynthese.) Und weil Muskeln mit zu unseren besten Fettverbrennern gehören, heißt die Formel:

Weniger Muskeln ⇢ weniger Grundumsatz
⇢ weniger Kalorienverbrauch im Ruhezustand
⇢ noch mehr Speck …

Stress macht also dick. Und dicker. Da fragt man sich doch, warum der Mensch dann nicht einfach aufhört mit dem Futtern. Das liegt daran, dass sein Hirn noch immer verkabelt ist wie in der Steinzeit. Da half der Rettungsring um die Hüften beim Überleben. War Essen da, war die Todesangst weg. Und das ist heute noch so: Das ist dann das berühmte **»Stressessen«**. Das will der Mensch nicht etwa, weil er hungrig ist. Sondern er braucht es, weil er getröstet werden muss und eben niemand da ist, außer einem halben Huhn am Spieß.

Schwanger? Bitte jetzt keine Diät!

Was passiert eigentlich, wenn Sie als Frau gerade ein ziemlich hohes Körpergewicht haben – und dann schwanger werden? Schnell noch abnehmen? Oder lieber nicht?

Diese Frage stellte sich ein US-Forschungsteam, das über 10 000 Geburten adipöser Frauen analysierte – also Frauen mit einem Body-Mass-Index von 30 oder höher.[23] Ergebnis für hochgewichtige Schwangere: Bitte jetzt nicht radikal abnehmen! Denn Frauen, die während der Schwangerschaft Gewicht verloren, brachten häufiger Kinder mit niedrigem Geburtsgewicht zur Welt. Aber bitte auch nicht noch mehr zunehmen, nach dem Motto: Jetzt bin ich schwanger, jetzt werde ich sowieso schwerer, da kann ich ja auch endlich essen … Frauen mit übermäßiger Gewichtszunahme hatten

- ein doppelt so hohes Risiko für Schwangerschaftshypertonie (**Bluthochdruck**)
- oder Präeklampsie (**Leber- oder Nierenfunktionsstörungen**),
- ein vierfach erhöhtes Risiko für Makrosomie (also ein **überdurchschnittlich großes Kind**),
- eine erhöhte **Kaiserschnittrate**.

Mit jedem Kilo mehr stieg das Geburtsgewicht, aber auch die Risiken für Mutter und Kind. Interessant dabei: Das Risiko, ein **zu kleines Kind** zur Welt zu bringen, war fast doppelt so hoch bei Frauen mit Gewichtsverlust im Vergleich zu jenen mit übermäßiger Zunahme.

Das heißt für Sie: Fokus nicht auf die Waage. **Fokus auf die Gesundheit von Mutter und Kind** mit ausgewogener Ernährung. Also weg mit dem Zucker, her mit gesunden Vitaminen wie Folsäure, sekundären Pflanzenstoffen aus Beeren, Mineralstoffen wie Eisen, Proteinen und Fettsäuren. Und regelmäßige, moderate Bewegung nicht vergessen. Erzählt Ihnen jemand etwas anderes (ungewollte Schwangerschaftsberatung ist in Deutschland leider Breitensport): Ohren auf Durchzug.

Übrigens sollten Sie auch Ihr Baby nicht überängstlich auf Diät setzen: **Zu wenig Gewichtszunahme im Säuglingsalter** erhöht das Risiko für Entwicklungsstörungen. Babys, die aus Angst extra »leicht« gehalten werden, tragen dieses Defizit womöglich ein Leben lang.

Oma braucht keine Bikinifigur – sondern Kraft

Der Opa ist ein Pfundskerl? Die Oma, eine Grande Dame – im eigentlichen Wortsinn? Einerseits: Ein sehr hohes Körpergewicht ist in keinem Alter für die Gesundheit zuträglich, auch nicht mit 90. Andererseits: Eine Crash-Diät ist im Alter nicht sinnvoll. Wer jenseits der 75 viele Kilos abnimmt, kann zu viel Muskelmasse verlieren, kann damit Stabilität verlieren, kann häufiger stürzen, kann unsicher werden, verliert Lebensqualität. Also bitte aufpassen.

Bitte auch dann aufpassen, wenn bei älteren Menschen plötzlich *ungewollt* Kilos abschmelzen. Ein Gewichtsverlust von mehr als 4,5 Kilo pro Jahr bei älteren Menschen ist ein Merkmal des sogenannten Frailty-Syndroms – einer altersbedingten Gebrechlichkeit, die mit einem hohen Risiko zu Stürzen, Krankenhausaufenthalten und damit auch zu einem Tod führen kann, der so früh hätte nicht sein müssen.[24]

Was ebenfalls häufig übersehen wird: Essen ist ein komplexer Vorgang. Bei beginnender Demenz wird die Sache mit dem Herd, den Töpfen, den Tellern, Messern, Gabeln und Löffeln unübersichtlich. Manch ein älterer Mensch blickt nicht mehr durch, hat keinen Appetit mehr oder keine Kraft, einzukaufen und zu kochen. Oder er vergisst, zu essen. Bei hohem Gewicht ist das natürlich noch schwieriger: Wenn vergessen wird, dass man gerade gegessen hat, und dann noch mal gegessen wird – und so das Gewicht immer weiter steigt.

Trotzdem: Bei Hochaltrigen sollte das Ziel tendenziell eher nicht »weniger Kilos« heißen, sondern »mehr Kraft«. Der Fokus sollte auf einer ausgewogenen Ernährung liegen, die **ausreichend Eiweiß** liefert. Vor allem mediterrane Ernährung – reich an Gemüse, Hülsenfrüchten und Polyphenolen – scheint vor Gebrechlichkeit zu schützen. Wichtig ist selbstverständlich auch Bewegung, die die Muskelmasse erhält oder sogar stärkt. Jeder Gang vom Sessel zum Tisch, vom Tisch zum Vogelhaus, vom Vogelhaus zurück zum Sessel ist Sport. Alles ist besser als sitzen zu bleiben!

Kurz gesagt: Natürlich wollen ältere Menschen schlank sein, schön sein. Wer will das nicht? Aber im besten Alter bringt einen nicht mehr die Schönheit durch den Tag, sondern die Kraft.

Warum haben wir (zu viel) Appetit?

Jetzt mal im Ernst: Haben Sie eine Idee, wie sich das anfühlt, ununterbrochen Angst zu haben, vor Hunger umzukippen?

Hunger ist eben nicht nur ein leerer Bauch. Hunger ist Angst, Hunger ist Alarm – und der wird von unseren Hormonen ausgelöst. Und wenn dieses Alarmsystem gestört ist – etwa, weil Ihr Gehirn »Ich bin satt«-Signale nicht wahrnehmen kann –, kann sich ein Dauerhunger einstellen. Ein Daueralarm, obwohl die Energieversorgung längst gesichert ist.

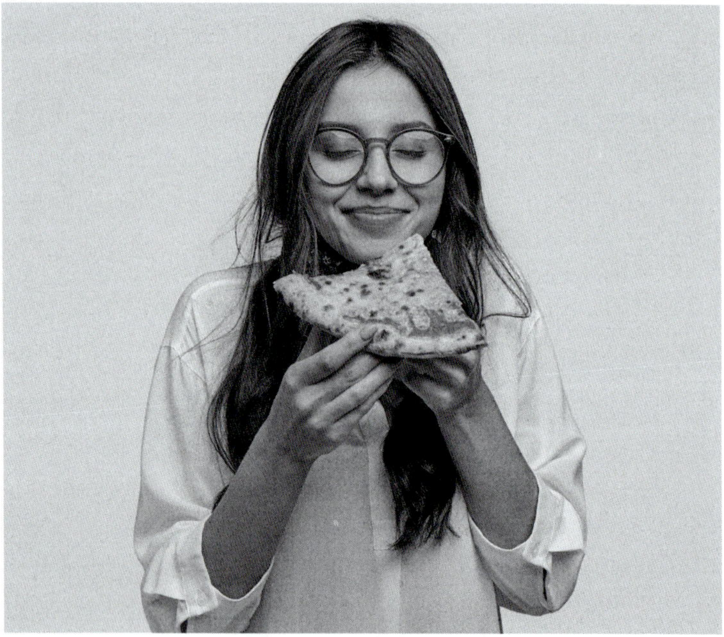

Hunger ist Hormonsache

Weil Sie mit Sicherheit schon viel über Blutzuckerspitzen gehört haben, über Insulin und über Insulinresistenz, legen wir hier einmal zuerst die Hungerhormone **Glucagon**, **GLP-1**, **Leptin** und **Ghrelin** unter die Lupe. Damit Sie, falls Sie von »Immerhunger« betroffen sind, sich besser vorstellen können, warum es in Ihrem Hirn immer nach mehr Essen klingelt. Und (vielleicht noch wichtiger!) wenn Sie davon *nicht* betroffen sind: Damit Sie ein bisschen nachfühlen können, wie stressig ein aus der Balance geratenes Hungersystem eigentlich jeden Tag ist. (Und damit Sie Ihre guten Ratschläge gelegentlich mal unausgesprochen runterschlucken …)

Glucagon: der Zuckerfreisetzer

Das Hormon Glucagon steigt typischerweise in Fastenzeiten an. Es sorgt dafür, dass der Blutzucker nicht zu tief fällt, indem es Zuckerreserven aus der Leber freisetzt. Eine aktuelle Studie mit Kindern und Jugendlichen aus Dänemark zeigt, wie komplex das Zusammenspiel dieser Hormone ist – und wie sich ein hohes Körpergewicht und Insulinresistenz darauf auswirken.[25]

In der Kopenhagener Studie war Glucagon bei Kindern mit **Insulinresistenz** schon nüchtern ungewöhnlich hoch – ein Hinweis darauf, dass ihr Körper ständig in Alarmbereitschaft war, auch bei eigentlich genug Energieversorgung.

GLP-1: der Magenausleerer

Nach dem Essen wird GLP-1 (Glucagon-like Peptide 1) im Darm freigesetzt. Es sorgt für ein wohliges Sättigungsgefühl, fördert die Insulinausschüttung und verlangsamt die Magenentleerung. Das heißt: Die Nahrung bleibt länger im Magen, der Appetit lässt nach. Das passiert nun aber leider nicht bei Kindern mit Insulinresistenz. Bei ihnen steigt GLP-1 nicht so an, wie es das eigentlich tun sollte. Deshalb wird der Magen ganz schnell wieder leer. Und der nächste Hunger meldet sich, obwohl das Kind eigentlich satt sein müsste.

Das erklärt, warum reines Kalorienzählen bei manchen Kindern wenig bringt – und warum gezielte medizinische Programme wichtig sind, die den Stoffwechsel und das Hormonsystem wieder ins Gleichgewicht bringen (einfacher gesagt: raus aus dem Fast-Food-Laden, rein ins Schwimmbad). Aber Hunger hat noch weitere Dirigenten im hormonellen Orchester: zwei davon heißen Leptin und Ghrelin.

HUNGER UND APPETITHORMONE

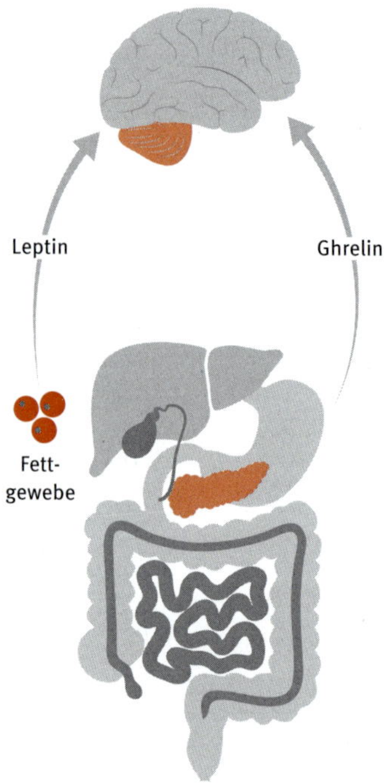

Leptin: der Appetitwächter

Leptin wird hauptsächlich im Fettgewebe gebildet. Je mehr Körperfett wir haben, desto mehr Leptin kann theoretisch ins Blut abgegeben werden und weiterwandern ins Gehirn. Im Gehirn wirkt Leptin wie die Tankanzeige: Ist viel Fett getankt, gibt Leptin das Signal »Vollgetankt, nicht mehr weiterfuttern, bitte«. Der Appetit sinkt. Aber nur in der Theorie.

In der Praxis sieht es oft anders aus – gerade bei Menschen mit einem hohen Körpergewicht. Dort ist Leptin zwar im Überfluss vorhanden, kommt also im Hirn mit seinem Schild »Ich bin voll!« an, aber das Hirn liest das Schild einfach nicht. Das nennt man Leptinresistenz. Und schon meldet das »blinde« Hirn beim zweiten Teller Erbsensuppe schon mal vorsorglich die Angst, dass der Mensch beim dritten Teller immer noch nicht satt sein könnte: »Hilfe!«

Ghrelin: der Hungerwecker

Je leerer der Magen wird, desto mehr steigt Ghrelin an, desto dringender meldet sich der Hunger: »Essen bitte!« Nach dem Essen sinkt es wieder ab. Ghrelin ist also unser zuverlässiger Wecker für die nächste Mahlzeit. Eigentlich.

Bei Menschen mit hohem Gewicht und stark schwankenden Blutzuckerspiegeln ist dieser Rhythmus oft aus dem Takt. Ghrelin steigt nicht mehr klar vor dem Essen und fällt nicht zuverlässig danach – der Hunger wird unvorhersehbar, manchmal geradezu chronisch. Auch zu wenig Schlaf und zu viel Stress können das Auf und Ab von Ghrelin durcheinanderbringen – was erklärt, warum wir nach einer »durchgemachten« Nacht viel lieber Speck, Bohnen und Rührei essen, als mit einem kleinen Kaffee zufrieden zu sein. Das Hirn hat von Ghrelin die Info: »Notlage!«, und dreht den Hungerregler hoch. Da kann der Verstand noch so sehr sagen: »Moment mal, das kann eigentlich nicht sein!« Der Hungeralarm schrillt. Gnadenlos.

Kann man nichts dagegen machen? Doch, kann man. Besser und länger schlafen, dem Stress davonlaufen und viel **Eiweiß und Ballaststoffe** essen. Das alles führt zu einem stärkeren Anstieg des Sättigungshormons Leptin – und dämpft Ghrelin.

Wir hatten es schon angesprochen, aber weil es so wichtig ist, hier noch einmal zur Erinnerung: Ein oft übersehener Grund für einen aus dem Takt geratenen Stoffwechsel ist die **chronische niedriggradige Entzündung**. Diese wird durch übermäßiges Bauchfett, bestimmte Darmbakterien oder eine zuckerreiche Ernährung befeuert – und greift in die Signalwege der Hormone ein.

Sicherlich haben Sie schon von »Abnehmspritzen« mit dem Wirkstoff Semaglutid gehört (die Pharma-Namen sind dann *Ozempic* und *Wegovy*). Den Wirkmechanismus dieser Spritzen hat die Pharmaindustrie bei unserem Magenausleerer-Hormon GLP-1 abgeschaut.

Die Abnehmspritze – was steckt dahinter?

Die »Abnehmspritze« mit dem Wirkstoff Semaglutid wurde ursprünglich zur Behandlung von Typ-2-Diabetes entwickelt. Seit 2023 darf die Spritze bei Adipositas auch in Deutschland verschrieben werden.

Die Spritze hilft dem Körper, besser mit Zucker umzugehen – und sorgt dafür, dass man seltener hungrig ist und sich schneller satt fühlt. Die Spritze wird einmal pro Woche verabreicht. Sie enthält einen **GLP-1-Rezeptoragonisten**, also einen Wirkstoff, der das natürliche Darmhormon GLP-1 nachahmt, das nach dem Essen aktiv wird. Seine Wirkung:

- **Nach dem Essen wird die Insulinfreisetzung gefördert – aber nur dann.** Unterzuckerungen sind daher selten (das macht die Sache für Diabetiker so interessant: Beim Insulinpflichtigen besteht ja immer die Gefahr, dass er sich versehentlich in den Unterzucker spritzt).

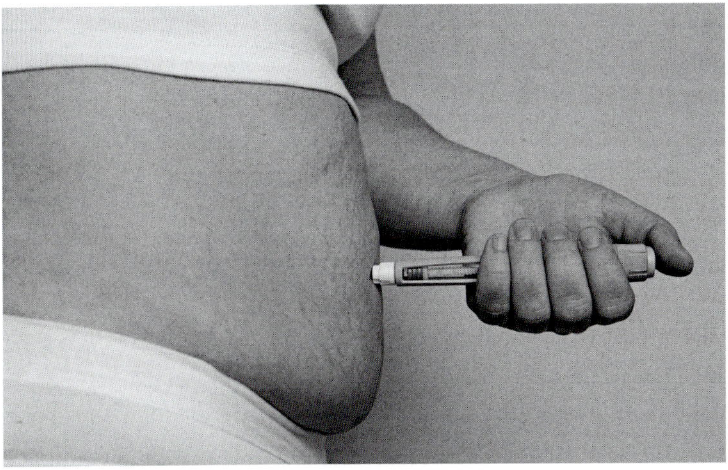

- Die **Magenentleerung verlangsamt** sich – das Sättigungsgefühl bleibt länger bestehen.
- Das **Hungergefühl** wird spürbar **reduziert**.
- Und der Zucker bleibt auf stabilem Niveau.

Viele verlieren mit Semaglutid **15 bis 20 Prozent ihres Körpergewichts** – deutlich mehr als mit Diät und Bewegung allein. Aber jede Magie hat ihren Preis: Übelkeit, Erbrechen oder Durchfall sind häufige Nebenwirkungen. Selten kann es zu Gallensteinen, Entzündungen der Bauchspeicheldrüse oder Schilddrüsenproblemen kommen. Und: Wer die Spritze absetzt, nimmt oft wieder zu.

Und dann ist da noch das **soziale Stigma**: Wer öffentlich (das heißt mit Live-Berichterstattung auf TikTok, YouTube und Co.) mit der Spritze abnimmt, wird schnell kritisiert – als hätte er oder sie geschummelt. Dabei ist Semaglutid kein Chichi, sondern ein Medikament. Allerdings (wie so oft) mit einer Wirkung, die man auch auf ganz »natürlichem Wege« erzielen könnte: mehr Ballaststoffe essen.

Dass dieser natürliche Weg nicht gelingt, hat bei vielen Menschen mit hohem Gewicht nichts damit zu tun, dass sie von Ballaststoffen nie etwas gehört hätten. Im Gegenteil: Vor allem viele Frauen mit einem Körpergewicht von mehr als hundert Kilo kennen sich mit dem Thema Ernährung oft besser aus als ihre Ernährungsberaterin. Wenn da nur diese eine Sache nicht wäre …

Binge-Eating.

Das ist wie Binge-Watching, also TV-Serien gucken, bis die Augen wehtun – nur dass hier eben riesige Mengen an Essen vertilgt werden. Unkontrolliert. Ausgelöst durch eine innere Not, ein inneres emotionales Loch, das eigentlich gar nichts mit Hunger zu tun hat, das aber als so groß, so übermächtig und bedrohlich erlebt wird, dass Betroffene in dieses Loch eben alles Essbare hineinwerfen, das sie in diesem Moment finden können.

> »Etwa dreimal pro Woche habe sie den Drang verspürt, sich mit Fast Food vollzustopfen. Das Essen ließ sie sich nach Hause liefern: ›Eine große Portion Pommes, neun Chicken Nuggets, einen Cheeseburger, einen Big Mac plus zwei Donuts.‹ Ein, zwei Stunden dauerten die Fressattacken. Danach fühlte sie sich jeweils todtraurig, ekelte sich vor sich selbst.«

Berichtet die *Süddeutsche Zeitung* über Melinda,[26] die ihre Erfahrungen mit der Abnehmspritze in Social Media teilt. Eine extrem kontrollierende Mutter habe sie gehabt. Sie sei früh und immer wieder auf Diät gesetzt worden – und naschte dann heimlich, um sich ein Gefühl der Selbstbestimmung zu bewahren. Als sie sich endlich aus dem Einflussbereich der Mutter entfernen konnte und mit ihrem Freund zusammenzog, wurde alles noch schlimmer:

»Der Mann arbeitete in der Gastronomie, häufig bis spätabends. – ›Ich war oft allein.‹ – Also habe sie sich Essen bestellt und sich mit Burgern und Pommes getröstet. ›Ich wartete nur darauf, dass Florian das Haus verließ und ich Essen in mich hineinbuddeln konnte.‹«

Seit der Spritze schmilzt der Speck. Man freut sich mit. Aber wundert sich auch: Was ist das für ein Gesundheitssystem, in dem man eine äußerst unangenehme Spritze bekommt, statt mit einem Profi über äußerst unangenehme Erwachsene zu reden, die nun mal die eigenen Eltern waren?

Was Intervallfasten im Körper anstellt

Wann wir essen, ist fast so entscheidend wie *was* wir essen. Und *wie viel*. Das hat etwas mit der Chronobiologie unseres Körpers zu tun: Diese folgt einem ziemlich genau getakteten Arbeitsplan, schüttet also zu einer bestimmten Uhrzeit dieses Hormon aus und zu einer anderen Uhrzeit jenes.

Am Morgen, wenn wir gerade aufgestanden sind, arbeitet unser **Insulin** richtig gut. Es öffnet Türchen in die Zellen, damit die Energie aus dem Frühstück ankommt, wo wir sie haben wollen: in den Muskeln, im Gehirn, nicht im Fettpolster. Abends, wenn der Körper schon langsam auf Schlafmodus umschaltet und sich mehr auf das Reparieren und Aufräumen konzentrieren will als aufs Verdauen, zieht sich Insulin zurück. Deshalb stören die Netflix-Chips den Schlaf und landen dann auch noch leichter auf der Hüfte. Auch die Hormone, die Hunger und Sättigung regeln – **Ghrelin** und **Leptin** – sind an unsere innere Uhr gekoppelt. Wer zu wenig schläft, hat mehr Ghrelin (Hunger) und weniger Leptin (Sättigung).

Was hilft? Eine Tagesstruktur mit einem klaren Essensfenster. Das verbessert nachweislich die Insulinsensitivität, reduziert Bauchfett und hilft beim Abnehmen – die Rede ist vom »Intervallfasten«. Damit ist gemeint, dass es Essenszeiten und Pausen gibt. Die berühmte 16:8-Methode zum Beispiel: 16 Stunden Pause, 8 Stunden Essen. Oder 5:2 – fünf Tage normal, zwei Tage eingeschränkt. In der Fastenzeit passiert Erstaunliches:

- Der Insulinspiegel sinkt. Gut so: Denn erst bei niedrigem Insulin schaltet der Körper auf **Fettverbrennung** um.
- Gleichzeitig beginnt eine innere **Aufräumaktion**: Die Zellen recyceln kaputte Bestandteile.
- Die **Mitochondrien** – Ihre Energiewerke – arbeiten effizienter.
- **Entzündungen** gehen zurück.
- Sogar das **Gehirn** scheint klarer zu denken.

Für wen kann Intervallfasten hilfreich sein? Besonders für Menschen mit ungesund hohem Gewicht, Fettleber oder Insulinresistenz. Auch bei chronischen Entzündungen und erhöhtem Blutdruck gibt es Hinweise, dass Intervallfasten guttut. **Aber: Intervallfasten ist nicht für jeden geeignet:**

Wenn Sie an einer **Essstörung** wie Binge- Eating, Magersucht oder Bulimie leiden, **schwanger** sind oder **stillen** und bei **Diabetes** sollten Sie nicht einfach losfasten, sondern das Ganze mit Ihrer Ärztin oder Ihrem Arzt besprechen.

Kinder und Jugendliche sollten generell nicht fasten. Sie befinden sich im Wachstum und brauchen konstant Energie und Nährstoffe. Wer hier zu viel weglässt, riskiert Mangelzustände und eine gestörte Entwicklung. Außerdem kann es bei jungen Menschen leichter zu gestörtem Essverhalten kommen, wenn Fasten mit »Kontrolle« verwechselt wird.

Auch bei älteren Menschen kann Intervallfasten mehr schaden als nutzen. Viele essen ohnehin zu wenig – Fasten verschärft das oft. Und weil Muskeln im Alter schnell abgebaut werden, kann zu wenig Eiweiß in den Essensphasen die Kraft noch mehr verringern. Wenn ältere Menschen Medikamente einnehmen, zum Beispiel bei Diabetes oder Bluthochdruck, müssen sie mit dem Essen ohnehin vorsichtig sein. Und wenn sie **einsam** sind, wäre es widersinnig, ihnen das gemeinsame Abendessen mit lieben Menschen zu verwehren, nur weil es nach 18 Uhr stattfindet. Also gilt für Intervallfasten, wie so oft im Leben: Ausprobieren. Schauen, ob es hilft. Wenn ja: gut. Wenn nein: weg damit. Und machen Sie keine Religion draus …

Wenn der Stoffwechsel entgleist

Im Zentrum des Stoffwechsels steht ein Hormon, das viele nur mit Diabetes verbinden: **Insulin**. Es wird von der Bauchspeicheldrüse ausgeschüttet, wenn Zucker im Blut auftaucht, zum Beispiel nach einer Mahlzeit. Insulin schleust den Zucker in die Zellen, wo er den Mitochondrien als Energiequelle dient. Auch bei Stress kümmert sich Insulin um ein Mehr an Blutzucker – und damit um Energie. Wandert jetzt aber ständig viel zu viel Energie durch das System – etwa durch hochkalorische Ernährung (Vanilleeis), bei Bewegungsmangel (Netflix) –, reagieren die Zellen irgendwann nicht mehr richtig auf das Hormon.

Insulinresistenz ist kein Kinderspiel

Bei Insulinresistenz versucht die Bauchspeicheldrüse, den stotternden Motor in Gang zu bringen, indem sie gewissermaßen stärker aufs Gas tritt: Sie produziert mehr und mehr Insulin, um den Zucker irgendwie in die Zellen zu bekommen. Anfangs klappt das noch – aber auf

Dauer überfordert das die Bauchspeicheldrüse. Sie erschöpft sich. Der Blutzucker steigt, das Insulin bleibt hoch, und das Fett – besonders am Bauch – wächst weiter.

Nur: *Warum* macht Insulin überhaupt einen dicken Bauch? Bei permanent erhöhtem Insulinspiegel, etwa durch ständige Mahlzeiten, zu viel Zucker oder eben Insulinresistenz, stellt der Körper um auf **Einlagern statt Verbrennen**.

Konkret bedeutet das: Fettzellen speichern nicht nur mehr Energie, sie geben gespeichertes Fett auch kaum noch frei. Selbst wenn Energie gebraucht wird, bleibt das Fett also regelrecht in den Zellen »eingesperrt«. Insulin hemmt also die sogenannte Lipolyse – den Fettabbau – und fördert gleichzeitig den Aufbau von neuem Fettgewebe, vor allem am Bauch. Besonders ungünstig ist, dass dieses viszerale Bauchfett entzündungsfördernd wirkt und die Insulinresistenz weiter verstärkt. Ein Teufelskreis – aber einer, den man durchbrechen kann. Mit Low Carb und Bewegung ist es möglich, den Stoffwechsel wieder flexibler zu machen. Es ist diese Flexibilität, die den entscheidenden Unterschied macht.

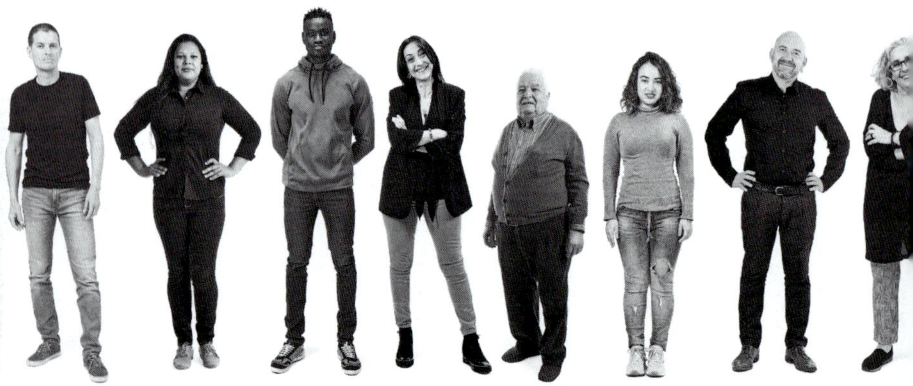

Französisches Frühstück schmeckt mit »metabolischer Flexibilität« am besten

Zwei Menschen, das gleiche Frühstück: Croissant und einen Hafermilchcappuccino. Sprich: sehr viele Kohlenhydrate (das Weizenmehl aus dem Croissant, das Hafermehl aus der Ersatzmilch) und sehr viel Fett (im Croissant steckt jede Menge Butter). Also nicht das Frühstück, das ich als gesund bezeichnen würde, aber darum soll es jetzt nicht gehen. Es geht um die Frage: Was macht dieses Frühstück mit folgenden beiden Menschen?

- Angenommen, beide sind 1,80 Meter groß.
- Der eine ist Typ Schwergewichtringer mit 120 Kilo und metabolischem Syndrom.
- Der andere ist Typ Triathlet mit 70 Kilo und super effizientem Stoffwechsel.
- Nach dem Frühstück fühlt sich der eine träge, braucht bald einen zweiten Kaffee, vielleicht einen Keks dazu – und fragt sich, warum er so schwer in die Gänge kommt.
- Der andere fühlt sich wach und satt und startet in den Tag, als hätte er Energie für zwei.

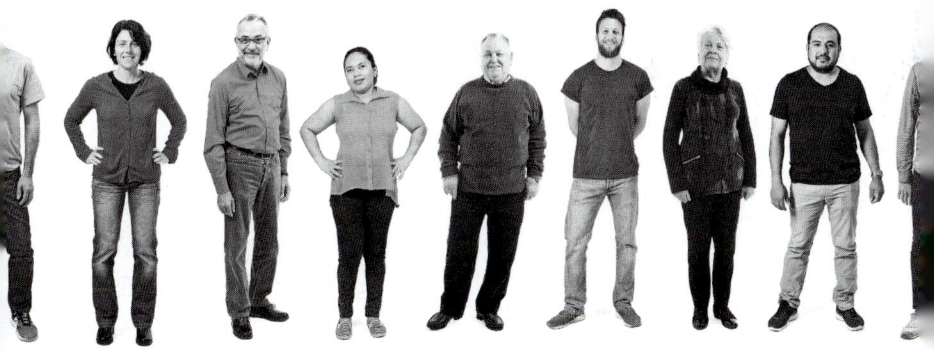

Jetzt könnte man sagen: Klar, der Ringer bräuchte einfach nur mehr Frühstück – ein Croissant ist für ihn kaum mehr als ein Krümel. Aber hier liegt der Denkfehler: Es geht nicht nur um die Menge, sondern darum, wie gut der Körper mit dem, was er bekommt, umgehen kann.

- Der **auf Stoffwechsel-Effizienz trainierte Körper** kann zwischen Kohlenhydraten und Fett hin- und herschalten – das nennt man **metabolische Flexibilität**.
- Der **Körper mit Stoffwechselstörung** ist metabolisch unflexibel: Sein Stoffwechsel bleibt gewissermaßen in einer Spur stecken – meist in der »Zuckerabhängigkeit« – und kommt mit der Energieflut nicht klar.

Falls in Ihrem Hirn jetzt der Satz »Was? Nein. Glaube ich nicht!« auftaucht: Stellen Sie sich vor, Sie beobachten die Sache mit dem französischen Frühstück nicht bei zwei stereotyp unterschiedlichen Menschen, sondern bei über 1000 Erwachsenen (im Schnitt 44 Jahre alt). Das hat eine US-amerikanische Forschungsgruppe an der Emory Universität in Atlanta getan.[27] Ihr Ziel war es, herauszufinden, ob Menschen mit höherem Körperfettanteil oder höherem BMI anders auf ein normales, gemischtes Essen reagieren als schlankere – also ob ihre *metabolische Flexibilität* eingeschränkt ist. Um es gleich zu verraten: Ja.

Dafür wurden bei den Teilnehmenden im nüchternen Zustand und zwei Stunden nach dem Essen Blut abgenommen und Blutwerte wie Blutzucker, Cholesterin, Insulin und Leptin bestimmt. Voilà: Mit jedem Punkt mehr auf der BMI-Skala stiegen die Blutfettwerte nach dem Essen deutlicher an. Und: Mit jedem BMI-Punkt schüttete der Körper weniger Insulin aus, obwohl er es bräuchte – der Blutzucker stieg also stärker. Auch das Sättigungshormon Leptin, das normalerweise nach dem Essen sinkt, tat dies bei höherem BMI nur abgeschwächt.

Also, zum Mitnehmen: **Je höher der BMI und damit auch der Körperfettanteil, desto träger reagiert der Stoffwechsel nach dem Essen.** Es ist diese eingeschränkte Reaktionsfähigkeit – diese *Un-Flexibilität* –, die langfristig von hohem Körpergewicht zu Herz-Kreislauf-Erkrankungen, Diabetes & Co. führen kann. (Nicht »muss«. Siehe Kapitel III.)

Ein wichtiger Grund für einen schlappen Stoffwechsel sind schlappe Mitochondrien – die Kraftwerke unserer Zellen. Bei Menschen mit Übergewicht und Insulinresistenz arbeiten die Mitochondrien häufig weniger effizient, auch wenn ihre Anzahl nicht zwangsläufig reduziert ist. In den Zellen entsteht dann ein »Energiestau«: **Nährstoffe werden aufgenommen, aber nicht vollständig verbrannt**. Dabei sammeln sich Zwischenprodukte an, die die Insulinwirkung zusätzlich behindern können. Gleichzeitig steigt die Bildung sogenannter reaktiver Sauerstoffspezies (ROS), die die Mitochondrien selbst schädigen. Das Ganze kann eine Kettenreaktion auslösen – mit chronischen Entzündungen, sinkender Energie und zu allem Überfluss auch noch Heißhungerattacken.

Wie Ihre Zellkraftwerke Energie produzieren

Wenn Sie sich fragen, welche **Nährstoffe** in den Zellen eigentlich aufgenommen und verbrannt werden: Gemeint sind hauptsächlich Glukose (Zuckermoleküle) und Triglyceride (Fettmoleküle). Den Transport dieser Nährstoffe erledigen Transportproteine (zum Beispiel GLUT4). Diese Transporter werden insbesondere in Muskel- und Fettzellen durch Insulin aktiviert. Fehlt dieses Signal oder reagieren die Zellen nicht mehr richtig darauf, bleiben die Nährstoffe eben draußen. Leider keine Energie (aber der Hunger bleibt …).

Sind Glukose und Fettsäuren einmal in der Zelle, beginnt die zweite Etappe: der Weg in die Mitochondrien. Da wird dann die Energie hergestellt. Wie läuft das ab?

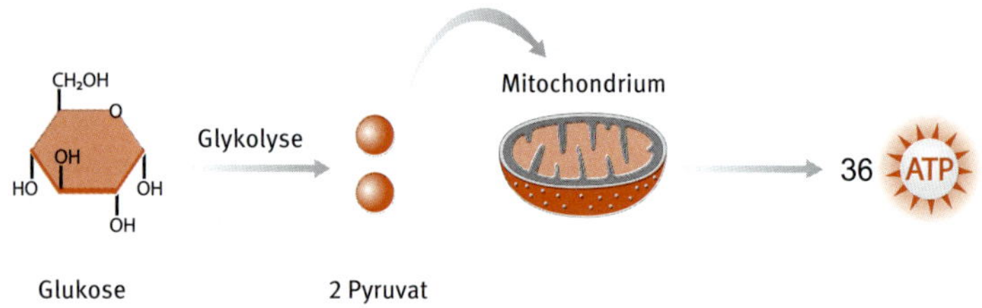

Beginnen wir mit der Zuckerverbrennung: In einem ersten Schritt, der sogenannten *Glykolyse*, wird *jedes Glukosemolekül* in zwei kleinere Bausteine namens *Pyruvat* zerlegt – das passiert direkt im Zellinneren. Dieses Pyruvat wird dann von Transportern in die Kraftwerke der Zelle gebracht, die *Mitochondrien*: Dort wird das Pyruvat mithilfe von Sauerstoff weiterverarbeitet und am Ende entstehen bis zu **36 Energiemoleküle** *(ATP=Adenosintriphosphat)*.

Das ist die Energie, die jede Körperzelle für ihre Arbeit braucht – wenn Sie in diesem Buch eine Seite umblättern, wenn Sie lesen und Ihren Kaffee verdauen.

Bei Fettsäuren funktioniert es etwas anders: Fettsäuren sind wie Brennholz. Da steckt eine Menge Energie drin, aber man kann die Scheite nicht einfach so ins Feuer werfen. Zuerst müssen sie *vorbereitet* werden. Das passiert auch bei der Fettsäure: Sie wird erst einmal in eine aktivierte Form umgewandelt (Acyl-CoA). An der Mitochondrienmembran steht dann schon ein Carnitin-Shuttle bereit, das Acyl-CoA in das Kraftwerk hineinschiebt. Die Fettsäure wird Stück für Stück in noch kleinere Stücke zerlegt. Diese Moleküle schleusen dann Elektronen zum letzten Schritt der Energiegewinnung an die innere Mitochondrienmembran. Und da entsteht dann das, worauf es ankommt: ATP.

Jetzt kommt der Unterschied: Je nach **Art der Fettsäure** – gesättigt, ungesättigt – **holt der Körper weit über 100 Energiemoleküle aus einer Fettsäure.** Also jede Menge Energie. Viel mehr als aus einem Molekül Glukose. Deshalb ist Fett ein so effizienter und »hochkalorischer« Brennstoff. Hier ein Vergleich für Ihr Kopfkino:

Zucker brennt wie Stroh, Fett wie Kaminholz.

Jetzt kommt die große Frage: Wenn doch so viel Energie im Körper steckt – warum fühlen sich so viele Menschen ständig hungrig und energielos und nehmen trotzdem zu? Ein Grund ist: Bei vielen funktioniert die feine Abstimmung zwischen Hunger, Sättigung und Energieverwertung nicht mehr richtig. Besonders wenn das Hormon Insulin nicht mehr so wirkt, wie es sollte – wie beim metabolischen Syndrom oder beginnendem Typ-2-Diabetes –, dann bleiben Zucker und Fett zwar im Blut, kommen aber nicht in die Zelle.

Der Körper schreit trotzdem: »Ich brauche Energie!« Und unsere adipositasfreundliche Welt antwortet: »Hier, bitte schön, hast du einen Energydrink!« (Mit zehn Stück Würfelzucker drin.) »Oder willst du lieber, dass dir ein Schokoriegel ›verbrauchte Energie‹ zurückbringt? Der dich ›mobil macht‹?« (Mit ebenfalls zehn Stück Würfelzucker.) »Oder gleich beides auf einmal?« (20 Stück Zucker.) »Oder möchtest du lieber die doppelte Portion?« (40 Stück Zucker.)

Und schon purzeln die Pfunde. Nicht runter vom Bauch, den Beinen, dem Po, sondern leider noch obendrauf. Und da machen sie uns das Leben schwerer. Und die Gesundheit kaputt. Doch Sie können gegensteuern. Sie können jeden Tag entscheiden, anders abzubiegen. Denn selbst wenn Sie bereits unter dem »metabolischen Syndrom« leiden: Sie können es auch wieder loswerden.

Das metabolische Syndrom ist reversibel

Mehr Gemüse, mehr Proteine (und weniger hochkalorisches Fertigessen oder Fast Food), mehr Wasser (statt Limo oder Bier), mehr Bewegung (und seien es erst mal Spaziergänge), mehr Sonne und frische Luft (also nicht: Raucherecke) können in sehr vielen Fällen das metabolische Syndrom zurückdrängen. Ohne Medikamente. Entscheidend dabei:

Speck weg!

Schon wenn es Ihnen gelingt, 5 bis 10 Prozent Gewicht abzunehmen, verbessern sich Ihr Blutdruck, Ihr Blutzucker und Ihre Blutfette deutlich.

Einfach anfangen!

Auch wenn Sie nicht mehr 20 sind (sondern 60 oder älter) – es ist nie zu spät. Auch bei älteren Menschen lässt sich ein entgleister Stoffwechsel ein Stück weit wieder auf ein normales Gleis zurücklenken.

Bitte keine Hauruck-Diäten!

Vor allem, wenn Sie bereits Diabetes haben oder an Herzkrankheiten leiden oder an Arteriosklerose: Lassen Sie sich von Profis begleiten. Das gilt auch für massive Insulinresistenzen oder Fettverteilungsstörungen (vielleicht sind Ihnen diese riesigen Beulen an den Beinen nicht unbekannt). Auch wenn es wirklich, wirklich schlimm ist: Manches lässt sich vielleicht nicht vollständig vertreiben. Aber verbessern. Versprochen.

Wenn weitere Erkrankungen dazukommen:
In der Praxis wird das Zurückdrehen des metabolischen Syndroms manchmal deshalb schwer, weil Ihnen andere Erkrankungen Ihre Pläne durchkreuzen, zum Beispiel eine Depression, eine Essstörung oder eine andere Suchterkrankung. Oder ein Trauma. Oder eine furchtbare Ehe. Bitte: Einem Ertrinkenden würden Sie auch nicht zurufen: »Reiß dich mal zusammen!« Sie würden einen Rettungsring werfen. Dann gönnen Sie sich doch selbst bitte auch einen solchen. (Weitere Infos im Anhang.)

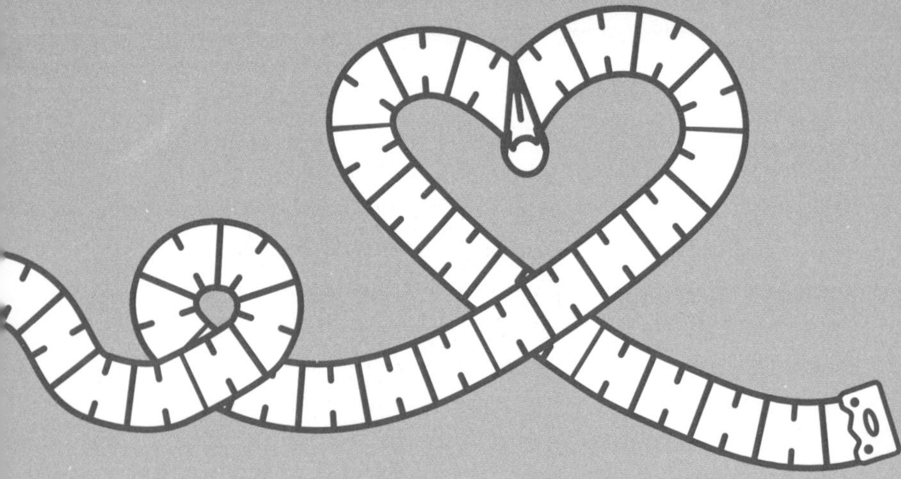

II

WIE ZU VIELE KILOS KRANK MACHEN

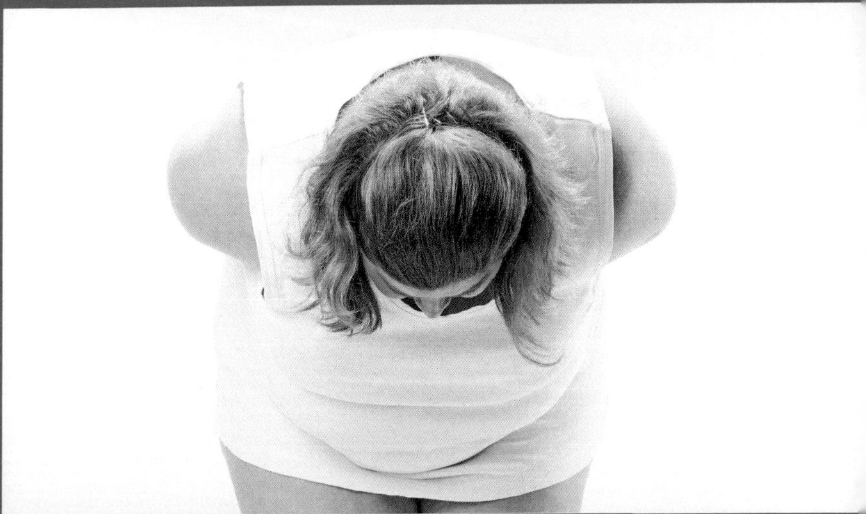

Zu viele Kilos belasten nicht nur das Selbstbild, sondern auch den Blutdruck und den Blutzucker sowie jedes einzelne Gelenk. Herz, Leber, Lunge, Bauchspeicheldrüse und Gehirn leiden, wenn der Körper dauerhaft mehr Gewicht trägt, als er verarbeiten kann. Fett wirkt nämlich nicht nur als Speicher, sondern auch als stiller Brandherd: Es setzt Botenstoffe frei, die Entzündungen schüren und den Stoffwechsel durcheinanderbringen. Das kann Diabetes auslösen, den Blutdruck hochtreiben, Schmerzen verursachen und das Risiko für bestimmte Krebsarten und Demenz langfristig sogar erhöhen. Die gute Nachricht: Der wichtigste Schlüssel liegt im eigenen Verhalten. Wer versteht, was im Körper passiert, kann gezielt gegensteuern. Und mit jedem Kilo weniger beginnt die Reparaturarbeit. Auch Abnehmen ist Selbstheilung.

Herz-Kreislauf-Erkrankungen und Bluthochdruck

Ich kenne den Herrn gar nicht. Den Mann, der sich da offenbar selbst an den Haaren gepackt und aus dem Sumpf herausgezogen hat. Das, was er mir geschrieben hat, steht für so viele Ihrer Briefe:

»Jahrelang nur eine Woche Ferien, Geschäft aufbauen, Vollgas war gefragt … Der Blutdruck ging hoch, der Arzt verschrieb mir zunächst den Betablocker Atenolol. Funktionierte zwei Wochen, danach wieder wie vorher. Der Arzt verdoppelte die Betablocker-Dosis. Nachdem das auch nur ein paar Monate genutzt hatte, gab es noch eine Portion Losartan obendrauf.

In dieser Zeit **nahm ich mein Leben nur noch als Zuschauer wahr, ich war wie in einem Film**. Nach außen war alles wunderbar: Ich beriet Kunden, die waren zufrieden – nur wusste ich am nächsten Tag leider nicht mehr, was wir besprochen hatten … Das ging Jahre so, der Blutdruck ging immer wieder hoch. Mein Arzt gab mir inzwischen immerhin B_{12}- und D_3-Spritzen, was mir subjektiv gutgetan hat. Die Hypertonie blieb jedoch. Als er auch noch Losartan verdoppeln wollte, reichte es mir.

Ich fragte Dr. Google. Fand einen Hinweis auf ›Vitalstoffe‹. Wow, interessant! Supplementierte auf gut Glück Ubiquinol, Arginin und Multivitamine. Siehe da – der Blutdruck war das erste Mal seit Jahren regelmäßig unter 140/90.

Jetzt packte es mich. Ich fand im Netz einen gewissen Strunz, war fasziniert, verbrachte wirklich Tage mit dem Lesen Ihrer News. Ein Aminogramm musste her. Die Auswertung ergab logischerweise deftige Löcher. Egal, ich war motiviert wie seit 20 Jahren nicht mehr. Jetzt ging ich in die Vollen: Fand ein Labor, ließ mich testen. Ergänzte.

Heute schlucke ich eine riesige Menge NEMs. Esse praktisch keine Kohlenhydrate mehr, dafür Unmengen an Salaten, Eiern, Fleisch und Eiweißshakes. Ich bin 1,88 Meter, wog früher 93 Kilo, heute 76. Blutdruck: 110/70. Keine Medikamente. Laufen sagt mir leider wirklich nicht zu, dafür rudere ich zweimal die Woche, schwinge die Kettlebell und mache Liegestützen. Morgens und abends außerdem Gymnastik.«

Bluthochdruck also. Die Schulmedizin reagiert wie gelernt: Tabletten. Mehr Tabletten. Höhere Dosis. Erfolg? Ernüchternd. Dann ein anderer Zugang. Einfacher. Wirksamer. Änderung des Lebensstils: anders essen, die Muskeln in Bewegung bringen. Versorgungslücken schließen.

Ich bedauere, Ihnen keinen anderen, vermeintlich natürlicheren Weg zeigen zu können – Stichwort »Wildkräuter«. Oder so etwas. Die können massive Vitaminlöcher, massive Proteinlöcher, massiven Eisen-

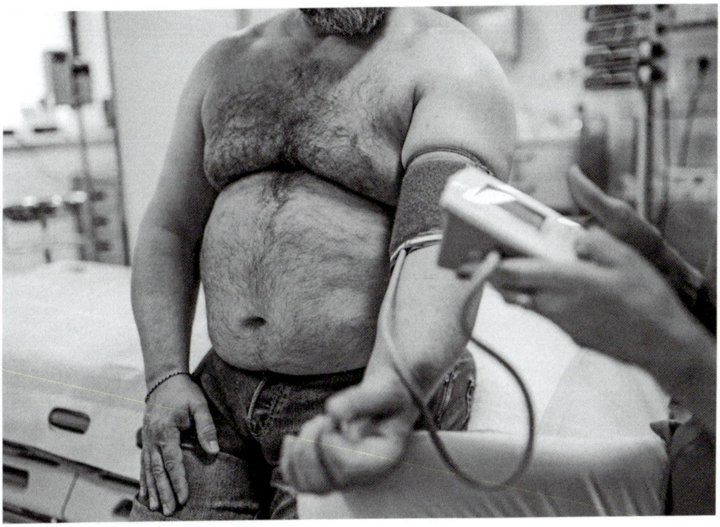

mangel und Co. leider nicht stopfen. Was bleibt? Was ist sichtbar und messbar?

- Gewichtsabnahme 17 Kilo
- Blutdruck jetzt 110/70 mmHg ohne Tabletten

Der Mann erlebt, wie er schreibt, jetzt »eine gesündere, bessere Welt«. Und bedankt sich auch im Namen seines »Engelchens«. Das berührt mich. Und Sie fragen jetzt: Was war da eigentlich los? Medizinisch?

Zu viel Gewicht macht zu viel Druck

En Mensch mit 120 Kilo Körpergewicht hat in der Regel mehr Blutvolumen als ein Mensch mit 45 Kilo. Das liegt daran, dass das Blutvolumen grob proportional zu der Körpermasse ist, bei der man den Speck nicht mitgezählt hat. Also Muskelmasse, Organe und so weiter. Heißt jetzt automatisch: mehr Blut = mehr Blutdruck? Nein, so einfach ist es nicht. Menschen mit sehr hohem Körpergewicht haben oft erhöhten Blutdruck aus folgenden Gründen:

Bauchfett begünstigt chronische Entzündung, und die begünstigt Entzündungen auch an den Wänden der Blutadern. Dadurch kann sich Plaque aus Fett, Kalzium und Immunzellen ablagern – ähnlich wie Kalk in alten Wasserrohren. Der Durchfluss wird enger – und damit steigt der Druck, mit dem das Blut hindurchgepresst werden muss.

Insulin führt bei Menschen mit gestörter Signalweiterleitung in den Gefäßen nicht mehr zur Erweiterung, sondern zur Verengung der Blutgefäße. Das trägt zum hohen Blutdruck bei.[28]

Dauerstress gehört für viele Menschen mit hohem Gewicht zum Alltag. Etwa durch tägliche verbale Anfeindungen, abschätzige Blicke, auch körperliche Übergriffe. Es werden also permanent Stresshormone wie Adrenalin, Noradrenalin und Cortisol ausgeschüttet. Diese Stresshormone sollen uns eigentlich dabei helfen, schnell und kraftvoll vor dem sprichwörtlichen Säbelzahntiger zu fliehen – also passiert Folgendes:

- Die **Blutgefäße werden enger.**
- Das **Herz schlägt schneller.**
- Das Herz pumpt **mehr Blut durch den Körper.**
- **Das alles erhöht den Blutdruck.**

Proteinarme Ernährung und Bewegungsmangel begünstigen dann auch noch Muskelschwund und eine schlechte Mitochondrienfunktion – und das mündet ebenfalls in Bluthochdruck. Denn: Produzieren die Mitochondrien zu wenig Energie, verschlechtert sich die Gesundheit der Gefäße. Chronische stille Entzündungen steigen, die auf Dauer die Gefäßwände schädigen. Siehe oben. Außerdem gilt: **Weniger Muskeln = weniger Grundumsatz.** Wer also schon im Sitzen oder Liegen immer weniger Energie verbraucht, weil er immer weniger Muskeln hat, nimmt immer mehr zu – auch wenn er gleich viel isst. Das beschleunigt die Probleme mit Plaque und Co. Und: **Bewegung sorgt dafür, dass Stickstoffmonoxid (NO) in den Gefäßen gebildet wird** – das ist wichtig für die Gefäßweitung. Ohne Bewegung werden die Gefäße steifer, was den Blutdruck direkt erhöht.

Minus 17 Kilo, minus 40 mmHg systolisch – das ist keine Kleinigkeit. Jedes verlorene Kilo kann das Herz-Kreislauf-System entlasten. Dass oft schon eine kleine Gewichtsreduktion dem Blut und dem Herzen nutzt, konnte Dr. Rena R. Wing von der Brown Medical School (Rhode Island, USA) nachweisen. Sie hat gemeinsam mit ihrem Team die Daten von über 5000 Teilnehmern der großen *Look AHEAD*-Studie ausgewertet und fand: Ja, schon ein kleiner Gewichtsverlust macht einen großen Unterschied. Schon wer **5 bis 10 Prozent seines Körpergewichts** abgenommen hat, profitierte von

- **besseren Blutzuckerwerten** (HbA1c sank deutlich),
- **niedrigerem Blutdruck** (sowohl oben als auch unten),
- **mehr vom »guten« HDL-Cholesterin**,
- **weniger Triglyceriden** (Fettsäuren im Blut).

Wenig erstaunlich, wenn Sie mich fragen, aber seitdem wissenschaftlich erwiesen: Je mehr Gewicht jemand verlor, desto größer waren die gesundheitlichen Verbesserungen.[29]

Pharma kann Löcher nicht stopfen

Medikamente wie Betablocker bekämpfen nur die Symptome, nicht Nährstoffmängel. Sie können also nur dann dauerhaft helfen, wenn Sie gleichzeitig Ihre Unterversorgung mit Vitaminen, Aminosäuren und Co. in den Griff bekommen.

Darum ging es im oben geschilderten Fall. Der Patient beschreibt ein Gefühl, als stünde er neben sich – erschreckend, oder? Aber nicht erstaunlich. »**Ich war wie in einem Film**« – klingt nach einer Dissoziation, also einem Gefühl, vom eigenen Leben oder den eigenen Gedanken getrennt zu sein. Dieser Zustand kann durch die Medikamente verstärkt oder sogar ausgelöst werden, insbesondere wenn psychischer Stress, Erschöpfung oder körperliche Schwäche hinzukommen. Und ja: Auch **ein Mangel an Vitamin B_{12}** kann nachweislich mit psychischen und kognitiven Problemen in Verbindung stehen.

Kognitive Einschränkungen: Vitamin B_{12} ist ein lebenswichtiger Nährstoff für das Gehirn und die Nerven. Es hilft, die schützende

Hülle der Nervenzellen (Myelinscheide) zu erhalten, wichtige Botenstoffe im Gehirn (Neurotransmitter) herzustellen und den Stoffwechsel des Eiweißabbauprodukts Homocystein zu steuern. Wenn B_{12} fehlt, geraten diese Abläufe durcheinander: Es entsteht schädlicher oxidativer Stress, Blutgefäße werden beschädigt und Nervenzellen können absterben. Das alles kann zu ernsthaften Problemen mit dem Denken und dem Gedächtnis führen.[30]

Das Gehirn selbst verändert sich: Auch wenn im normalen MRT alles gut aussieht: Ein Vitamin-B_{12}-Mangel kann trotzdem das Gehirn beeinträchtigen. In einer Studie von Forschern aus Indien und den USA zeigte sich, dass Menschen mit zu wenig B_{12} feine Veränderungen im Gehirn hatten – besonders in der weißen Substanz, also in den dicken Nervenkabeln (Axonen), die wie Kabel Informationen zwischen verschiedenen Gehirnregionen oder zwischen Gehirn und Körper weiterleiten. Diese Axone sind von einer schützenden Schicht aus Myelin umgeben – und genau dafür braucht der Körper Vitamin B_{12}. Probanden mit B_{12}-Mangel schnitten außerdem bei Denk- und Gedächtnistests schlechter ab.[31]

Wie wirken sich Aminosäuredefizite aus? Aminosäuren sind Bausteine für Neurotransmitter wie Serotonin, Dopamin und GABA. Wenn bestimmte Aminosäuren fehlen, kann die Produktion dieser Botenstoffe gestört sein – mit möglichen Folgen für Stimmung, Stressverarbeitung und kognitive Funktionen. Unser Briefschreiber hat das gewusst und hat Arginin eingenommen. Offenbar massiv. Und offenbar mit durchschlagendem Erfolg. »Warum das jetzt?«, wollen Sie wissen?

Arginin ist eine Aminosäure, die der Körper zwar selbst herstellen kann, aber nicht immer genug davon – besonders in stressigen Zeiten oder bei Krankheit. Arginin spielt eine zentrale Rolle bei der Bildung von Stickstoffmonoxid (NO). Dieser wichtige Botenstoff erweitert die Blutgefäße, verbessert die Durchblutung und bremst Entzündungen.

Ein höherer NO-Spiegel heißt also: Das Gehirn wird gut mit Sauerstoff und Nährstoffen versorgt – also steigen Konzentration, Stimmung und geistige Leistungsfähigkeit. Wenn Arginin fehlt, wird die Durchblutung schlechter. Dann steigt oxidativer Stress, dann fahren mehr schädliche Stoffwechselprodukte durch den gesamten Körper – zwei Faktoren, die mit mentaler Erschöpfung und depressiven Symptomen in Verbindung gebracht werden.

Und wie wirkt Coenzym Q10 (auch bekannt als Ubiquinon) auf Gefäße und Energiehaushalt? Das hatte unser Kandidat laut seinem Brief ebenfalls als Nahrungsergänzungsmittel ausgewählt. Warum das richtig war: Eine italienische Studie zeigt, dass CoQ10 bei Patienten mit Bluthochdruck die Gefäßfunktion verbessert und den Blutdruck senkt.[32] Es scheint besonders gut bei Menschen mit Diabetes oder metabolischem Syndrom zu wirken. Und das ist logisch: CoQ10 wirkt stark antioxidativ und antientzündlich. Stellen Sie sich verrostete Wasserrohre vor und Ubiquinon wie ein Rostschutzmittel.

Selbstwirksamkeit ist heilsam

Der Wendepunkt war aber nicht der Laborzettel, sondern ein innerer Entschluss. Der Patient nahm seine Gesundheit selbst in die Hand. Diese Haltung – aktiv werden statt abwarten – ist oft der Schlüssel. In der Psyche legt das Gefühl der Selbstwirksamkeit offenbar einen Schalter um, und dann macht auch der Körper mit: Zieht das Abwehrsystem hoch, drückt die Stressreaktionen runter. Immer wieder erstaunlich, medizinisch aber gut erklärbar. (Und Sie wollen immer von »Wundern« lesen …)

Unser Mann (ich will ihn gar nicht »Patient« nennen) hat auch in Sachen Bewegung seinen eigenen Weg gefunden. Laufen konnte er nicht leiden, nun gut. Also wählte er Rudern, Kettlebell, Liegestütze, Gymnastik. Das zeigt: Effektive Bewegung ist vielfältig möglich. Entscheidend ist: Muskeln müssen arbeiten – für bessere Insulinsensitivität, bessere Gefäßfunktion, besseren Blutdruck. Egal, wie.

Oft ist es dabei gar nicht entscheidend, ob Sie hierbei abnehmen oder nicht – das wissen wir aus Brasilien. An der Universität Sao Paolo wurden 143 Menschen – die einen normalgewichtig, die anderen übergewichtig, die dritten fettleibig – über ein Jahr hinweg beobachtet.[33] Alle machten regelmäßig moderates Training, zweimal pro Woche. Untersucht wurden Herz-Kreislauf-Werte, Entzündungsmarker im Blut und bestimmte Hormone, die das Fettgewebe produziert – sogenannte *Adipokine* wie Leptin, Adiponektin, Resistin und Entzündungsstoffe wie IL-6 und TNF-α. Es folgt ein für mich verblüffendes Ergebnis:

- **Der Speck blieb.** Trotz Training gab es keine großen Veränderungen beim Körpergewicht oder Körperfett.
- **Aber das Blutbild wurde besser:** Vor allem bei übergewichtigen und fettleibigen Teilnehmern sanken ungünstige Blutwerte, die mit Entzündung und Herzkrankheiten zusammenhängen.
- Auch der **Blutdruck** wurde gesenkt.

Noch einmal im Detail. Obwohl das Körpergewicht unverändert blieb, sanken bei Teilnehmern mit hohem Gewicht mehrere kritische Stoffe, darunter:

- **Leptin:** reguliert das Hungergefühl – ist bei erhöhtem Körpergewicht oft zu hoch und trägt dann zu chronischen Entzündungen bei.
- **Resistin:** fördert Insulinresistenz und Entzündungen.

Bei adipösen Teilnehmern sanken außerdem:

- **IL-6 (Interleukin-6):** klassische Entzündungsstoffe, die bei Übergewicht erhöht sind und mit Herz-Kreislauf-Erkrankungen zusammenhängen.
- **Homocystein:** ein Stoffwechselprodukt – erhöhte Werte gelten als Risiko für Gefäßschäden und Herzinfarkt.

Das heißt für Sie: Bewegung verbessert wichtige Entzündungs- und Gefäßwerte – auch wenn der Speck davon erst mal nicht weggeht. Bewegung lohnt sich immer. Verlängert Ihr Leben und hebt vor allem die Stimmung! Gesundheit passiert eben auch »unsichtbar« im Blut und in den Gefäßen. Richten Sie das allen aus, die Ihnen wegen Ihrer Kleidergröße mal wieder Stress machen …

Diabetes Typ 2: wie hohes Körpergewicht den Blutzucker entgleisen lässt

Im Jahr 1922 erhielt der kleine Teddy Ryder als einer der ersten Menschen Insulin. Plötzlich konnte er wieder auf Bäume klettern – sein Leben war gerettet. Sein Arzt, Frederick Banting, bekam dafür den Nobelpreis.[34]

Heute ist nicht mehr die Unheilbarkeit das größte Problem bei Diabetes. Sondern, dass zum erblichen Typ 1 immer mehr Fälle von »angefuttertem« Typ-2-Diabetes kommen.

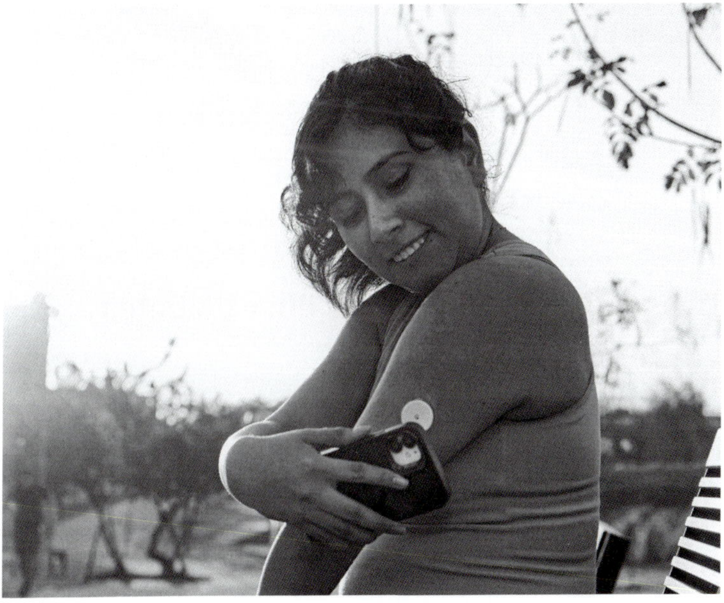

Vor 60 Jahren lag die Zahl der an Diabetes erkrankten Menschen bei unter einem Prozent. Etwa zu dieser Zeit hatte man herausgefunden, dass Diabetes eine Autoimmunerkrankung ist.

Seitdem hat sich der westliche Lebensstil gravierend verändert: Statt drei Mal am Tag am Tisch zu sitzen und gemeinsam zu essen, schleppen heute viel zu viele Menschen ihre Snacks durch die Gegend, schieben sich im Gehen eine Pizza aus der Schachtel rein, gehen ohne zuckerhaltiges Energieergänzungsgetränk nicht mehr aus dem Haus. Statt jeden Tag Gemüse zu schnippeln und Kartoffeln zu schälen, wird Convenience-Food in den Airfryer geschoben oder in die Mikrowelle. Statt in Muße vor dem Teller zu sitzen und die feinmotorische Auseinandersetzung mit widerspenstigen Salatblättern, Rippchen und Kraut in Angriff zu nehmen, werden Burger und Pommes zwischen die Kauleisten gedrückt.

Kein Wunder, dass die Zahl derjenigen steigt, die sich Diabetes angefuttert haben. **Aktuell leben in Deutschland etwa 8,9 Millionen Menschen mit der Diagnose Diabetes mellitus.** Die große Mehrheit davon hat Typ-2-Diabetes, während etwa 370 000 an Typ-1-Diabetes erkrankt sind.[35] Wie viele Menschen es gibt, die mit einem nicht diagnostiziertem Diabetes leben, weiß man nicht genau. Geschätzt: mindestens zwei Millionen.[36]

Die schlimmsten Irrtümer über Diabetes

Die Zahl derjenigen, denen immer noch gesagt wird, sie sollen ihre Zuckerkrankheit doch mit Kohlenhydraten behandeln, wie groß ist die? Wie viele Menschen glauben immer noch an »Broteinheiten«?

Vielleicht würde ich die Sache mit den Kohlenhydraten auch glauben. Wenn ich nicht dabei gewesen wäre: Erst versagten die Augen, meine Mutter wurde blind, dann die Nieren, dann die Beingefäße und schließlich der Verdauungstrakt. Meine Mutter ist qualvoll verstorben. Das ist es, was ich der Schulmedizin niemals verzeihen werde.

Sie starb an einem Diabetes, der jahrzehntelang »behandelt« wurde – mit genau den Empfehlungen, die heute noch in vielen Lehrbüchern stehen. »Broteinheiten!« Kohlenhydrate zum Frühstück, zum Mittagessen, zum Abendessen. Und das in exakt vorgeschriebenen Mengen. Wie gesagt: Ich werde der Schulmedizin nie verzeihen, dass sie das hat geschehen lassen. Und auch immer noch geschehen lässt. Man muss nur gelegentlich eines dieser Magazine durchblättern, die in den Wartezimmern liegen. Ich greife einen »Low Carb ist böse!«-Artikel wahllos heraus. Da steht:[37]

- »**Low Carb** wirkt tatsächlich sehr schnell.« **Richtig!**
- »Fleisch und Eier **machen nämlich nicht satt.**« **Falsch!** Dazu ein persönlicher Einwurf: Zwei gekochte Eier – ich bin pappsatt. Ein Honigbrötchen – und ich kann gleich noch zwei hinterherschieben.
- Kartoffeln und Brot hießen schließlich »**Sättigungsbeilagen**«. **Ja und Nein:** Das Wort »Sättigungsbeilage« ist ein sprachliches Relikt aus einer Zeit, in der sich die Mehrheit der Bevölkerung mit Brot und Kartoffeln satt essen musste, weil Fleisch schlicht zu teuer war. Die Ernährungspyramide war nie eine Gesundheitsverheißung – sie war eine Armutsbeschreibung.
- »**Low Carb hält auf Dauer kaum einer durch.**« **Falsch.** Ich könnte Hunderte aus meiner Patientenkartei nennen, die das (nach einer harten Zeit der Umstellung) fröhlich durchhalten. Seit Jahren.
- »Low Carb ist für den Körper ein **Ausnahmezustand** und das bedeutet Stress.« **Falsch.** Das gilt, wenn überhaupt, nur in den ersten Wochen der Umstellung.

- »**Diabetiker** dürfen heute eigentlich alles essen, wenn sie die Menge und die Broteinheiten beachten, es sind keine speziellen Diätnahrungsmittel notwendig.« **Ja und Nein:** Natürlich können Sie sich ein modernes Blutzucker-Messgerät in den Arm stecken und Ihre Insulingaben im Detail steuern, sodass Sie alles essen können. Sie können aber auch Zucker (besser Kohlenhydrate insgesamt) weglassen und dann mit weniger Insulingaben auskommen – und Ihrem Stoffwechsel etwas Gutes tun.

Bitte kein Low Carb, sonst steigt Cholesterin? Was für ein Unsinn!

Einer der Irrtümer, der sich am hartnäckigsten hält: Wenn man Kohlenhydrate weglasse, dann greife der Organismus massiv auf seine Fettreserven zurück und dabei gelange dann zu viel Fett ins Blut, der **Cholesterinspiegel steige** deutlich. Ein schöner Satz. Aber auch der ist in dieser Simplizität nicht richtig.

Griff in den Studienstapel: Eine aktuelle Überblicksarbeit von Forschern der Universitäten Harvard, Minnesota und des National Institute for Medical Sciences and Nutrition Salvador Zubiran, Mexico City.[38] Dazu wurden 41 hochwertige Studien mit insgesamt 1379 Erwachsenen ausgewertet, die eine Low-Carb-Diät machten (unter 130 Gramm Kohlenhydrate pro Tag). Sie verglichen den BMI der Teilnehmenden mit der Veränderung ihres LDL-Cholesterins. Ergebnis:

- **Menschen mit niedrigem BMI (< 25):** Bei ihnen stieg der LDL-Cholesterinwert im Schnitt um 41 mg/dL. Also deutlicher Anstieg.
- **Menschen mit mittlerem BMI (25–35):** Bei ihnen veränderte sich der LDL-Wert kaum.

- **Menschen mit hohem BMI (≥ 35):** Bei ihnen **sank** der LDL-Wert im Schnitt um 7 mg/dL.

Wenn Sie unter Diabetes leiden bei hohem Körpergewicht, heißt das für Sie: Tun Sie Ihrem Stoffwechsel etwas Gutes! Streichen Sie für ein halbes, vielleicht ein ganzes Jahr mal die meisten Kohlenhydrate von Ihrem Speiseplan. Und dann schauen Sie, was Ihr Blutfettspiegel macht. Für den sollten Sie sich als Diabetikerin oder Diabetiker sehr interessieren. Denn: Hohe Blutfette verstärken die Gefäßschäden, die Diabetes ohnehin mit sich bringt – und machen **Herzinfarkt und Schlaganfall** wahrscheinlicher. Deshalb tun Sie sich selbst einen Gefallen, wenn Sie das früh erkennen und gegensteuern.

Und wenn Sie das nächste Mal lesen: Diabetiker sollten laut »neuen ernährungswissenschaftlichen Richtlinien« auf Low Carb verzichten, also weiter Kohlenhydrate essen – am besten nach »Broteinheiten«, dann denken Sie kurz an meine Mutter. Genau nach diesem Muster hatte meine Mutter gegessen. Weil es ihr von Internisten so verordnet wurde. Morgens, mittags, abends exakt berechnete Mengen Kohlenhydrate – damals tatsächlich »verordnet« wie Medikamente. **Sie ist daran gestorben.** An einer Medizin, die den Zucker verteidigt – bis zum bitteren Ende.

Wie kommt es überhaupt zu Diabetes Typ 2?

Menschen mit ungesund hohem Körpergewicht – besonders mit viel Bauchfett – haben ein deutlich höheres Risiko, an **Typ-2-Diabetes** zu erkranken. Das passiert in den meisten Fällen in diesen drei Schritten:

1. Fettzellen werden »hormonal aktiv«: Bei Übergewicht vergrößern sich die Fettzellen – vor allem im Bauchspeck. Diese Zellen senden Botenstoffe aus, die Entzündungen fördern und den Stoffwechsel stören. Man spricht von chronischer, stiller Entzündung. Und die sitzt überall im Körper.

2. Insulin wirkt schlechter – Insulinresistenz entsteht: Insulin ist das Hormon, das Zucker aus dem Blut in die Zellen schleust. Doch durch die vielen Entzündungsstoffe und das Überangebot an Zucker reagieren Leber, Muskeln und Fettzellen immer schlechter auf Insulin – der Körper wird insulinresistent. Muskelmangel und Bewegungsmangel verschärfen das Problem, da Muskeln ein Hauptverbraucher von Blutzucker sind. Die Folge: Zucker bleibt im Blut und die Bauchspeicheldrüse versucht, das auszugleichen, indem sie immer mehr Insulin ausschüttet. Genau genommen tun das spezialisierte Zellen, die sogenannten Betazellen, die in kleinen Zellgruppen innerhalb der Bauchspeicheldrüse liegen.

3. Die Bauchspeicheldrüse wird überfordert: Auf Dauer schafft es die Bauchspeicheldrüse nicht mehr, genug Insulin zu produzieren. Es kommt zu einer **Erschöpfung der Betazellen**. Das bedeutet: Blutzuckerwerte steigen dauerhaft an, weil zu wenig Insulin vorhanden ist UND die Zellen schlecht darauf reagieren – das ist dann manifestierter Typ-2-Diabetes.

Auf eine Formel gebracht:

Insulinresistenz + überlastete Bauchspeicheldrüse = Typ-2-Diabetes

Aber: Diese Formel ist kein Naturgesetz für immer. Denn ja, Typ-2-Diabetes lässt sich in vielen Fällen deutlich verbessern – manchmal sogar so weit, dass der Blutzucker wieder in den Normalbereich sinkt, ganz ohne Medikamente. Dafür mit einer kleinen Umräumaktion in der Speisekammer: Kohlenhydrate raus, Proteine rein. Und im Schuhschrank:

Pantoffeln raus, Sportschuhe rein. Wer Low Carb isst und sich regelmäßig bewegt, kann die Insulinempfindlichkeit der Zellen tatsächlich wieder steigern und die Bauchspeicheldrüse ein Stück weit entlasten.

In manchen Fällen ist so eine vollständige Remission möglich – das heißt, der Diabetes ist zwar nicht »geheilt«, aber vorerst verschwunden. Unvergessen für mich eine Mail, die ich vor Jahren von einer jungen Dame bekam:

»Bei meiner Diabetes-Schulung machte mich etwas stutzig: Bei Mahlzeiten mit ausschließlich Fleisch, Gemüse oder Milchprodukten braucht man kein Insulin zu spritzen. Also ernährte ich mich in den Tagen nach Beginn meiner ›Insulinpflicht‹ ausschließlich von diesen Nahrungsmitteln, weil ich keine Lust auf Mahlzeiten-Spritzen hatte. Die abendlichen Langzeitinsulin-Spritzen waren schlimm genug: immer mit der Angst, vor dem morgendlichen Unterzucker schlafen zu gehen.

Also begann ich intuitiv mit einer kohlenhydratarmen Ernährung. Nach fünf Tagen wollte mein Körper kein Insulin mehr. Mit der noch so kleinen Dosis Langzeitinsulin am Abend schoss ich mich in gefährliche Unterzucker-Zustände. Schluss!

In Absprache mit der Diabetes-Assistentin setzte ich das Insulin ab. Ich fand heraus, dass verschiedene Gemüsesorten unterschiedlichen Kohlenhydratgehalt haben, und jonglierte damit. Karotten und Zwiebeln haben viele Kohlenhydrate. Ich aß nur noch wenige Kohlenhydrate und die nur tagsüber, wo ich sie verbrauchte. Zusätzlich ließ ich Weizen und Kuhmilchprodukte weg, weil ich diese als Mitauslöser für die Autoimmunreaktion im Verdacht habe.

So. Und jetzt behaupte ich einfach mal dreist gegen das ärztliche Dogma: Ich bin vom Diabetes Typ I geheilt! Ätsch!«

Ätsch!

Autsch: Gelenkprobleme und chronische Schmerzen

Wer zu viel sitzt, bekommt Arthrose. Wer täglich läuft, bekommt gesündere Knorpel, da diese sich selbst reparieren können. Aber gilt das auch bei 120 Kilo? Lange dachte man: Mehr Gewicht = mehr Verschleiß. Das stimmt auch – teilweise. Denn jedes zusätzliche Kilogramm Körpergewicht erhöht den Druck auf die Kniegelenke beim Gehen um etwa das Vierfache. Aber warum entwickeln dann auch Finger und Handgelenke Arthrose, obwohl sie keine Last tragen? Der Grund liegt in der Entzündung, die durch Fettgewebe ausgelöst wird. Mechanik und Schwerkraft allein erklären eben nicht alles …[39]

Dick wie Luftballons waren seine Knie

Dick geschwollen, schmerzhaft. Er hatte Hilfe gesucht. Ein Irrweg von Arzt zu Arzt, von Orthopäde zu Orthopäde, von Kernspin zu Kernspin. Diagnose? Klassisch! Nämlich: »Kann man nichts machen.« Ich kann's nicht mehr hören! Und möchte Ihnen Mut machen. Möchte Ihnen zeigen, dass die Natur, dass Ihr eigener Körper viele Mittel und Wege kennt, Sie zu heilen. Heilen! Denn genau darum geht es doch. Ein Kernspin sollte nicht das Ende vom Lied sein, sondern doch wohl erst der Anfang. Jetzt sollte die ärztliche Kunst doch wohl erst beginnen. Dass sie manchmal dann auch gelingt, zeigt diese Mail, die ich von einem von Ihnen bekommen habe:

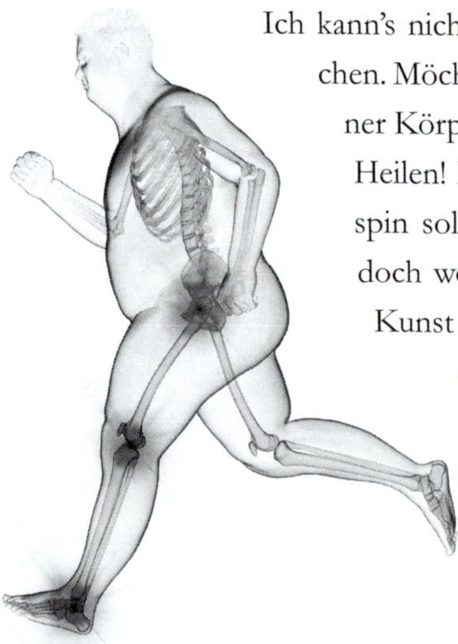

»Ich konnte keinen Sport mehr ausüben. Ich konnte keine 20 Minuten mehr mit meiner Frau spazieren gehen. Und immer wieder Reizergüsse in den Knien. So dick wie Luftballons. Dick, schmerzhaft, immobil. Sechs Jahre lang Müdigkeit und Furcht … Ratlosigkeit. Und dann kam auch noch ein Hüftbruch dazu. Einfach mal so? Ein MRT jagte das nächste. Immer wieder die Diagnose: ›Das ist halt so, da kann man nichts machen.‹ Ich sollte lernen, damit zu leben!

Irrtum! Denn es ist vorbei! *Grins.* Im Ernst! Die Chondrokalzinose mag noch da sein oder nicht. Fakt ist: Ich jogge wieder – fünf Mal pro Woche meine 35 Minuten – und mache mit meiner Familie am Wochenende schöne Wanderungen. Ab und zu noch ein Zwicken und Zwacken in den Knien. Aber keine Eskalation. Kein Reizerguss. Keine Entzündungen. Keine Cortison-Spritzen, keine Ibus!

Und ich fühle mich sooo gut. Tief ausatmen. Ja, sooo was von gut … Und von Ihnen habe ich gelernt: Messen, auffüllen – und die Meditation ernst nehmen.

Der Weg ist steinig und kurvenreich.

Aber es geht ab jetzt nur noch bergauf. Und ich liebe Berge!«

Wie gesagt: klassisch. »Da kann man nichts machen.« Beweis? Das Röntgenbild, das MRT. Hier schließt die Schulmedizin ihr Buch. Und der Hilfesuchende bleibt im Regen stehen. Ziemlich belämmert. Das weiß ich, weil ich seinerzeit mit 19 Jahren genauso gedacht hatte und damals gelernt habe: »Medizin, das heißt … mit der Schulter zucken.« Damals, vor mehr als 60 Jahren, als meine Knie auch aussahen wie Luftballons. Und ich die gleiche Diagnose bekam: »Da kann man nichts machen.« Schon damals. Nichts dazugelernt. Die Schulmedizin ist ein festes, starres System. Dabei weiß die Forschung längst so viel mehr: **Bewegung reduziert Gelenkschmerzen**, fördert die Schmierung des Knorpels und wirkt gegen stille Entzündung.

Es geht nicht nur um »zu viel« Gewicht

Ja, es stimmt schon: Besonders die Knie, Hüften und der untere Rücken leiden unter hohem Körpergewicht. Aber: Es geht nicht nur ums »Zuviel« an Gewicht – es geht eben immer auch um Entzündungen, es geht um Stoffwechselveränderungen und sogar um Nervenreize, die Schmerzen verstärken.

Ihr Speck produziert Adipokine wie Leptin, Resistin und Visfatin – Botenstoffe, die Entzündungen fördern und den Knorpelabbau beschleunigen. **Diese Substanzen greifen auch Gelenke an, die eigentlich wenig belastet sind.** Besonders das viszerale Fett im Bauchraum ist entzündlich aktiv und treibt so die Entstehung und das Fortschreiten von Arthrose an.

Es ist eine Frage der Logik: Jedes Kilo weniger kann Schmerzen signifikant lindern und sogar den Knorpelabbau verlangsamen. Das liegt nicht nur an der geringeren Belastung, sondern auch an der **Reduktion von entzündungsfördernden Adipokinen**.[40] Was viele Ärztinnen und Ärzte allerdings nicht auf dem Schirm haben: Die Schmerzen bei Arthrose entstehen durch mehrere Mechanismen:

- **Mechanischer Druck** auf Gelenkflächen
- **Entzündliche Prozesse** in der Gelenkschleimhaut
- **Reizung von Nervenwachstumsfaktoren (zum Beispiel NGF)**, die die Schmerzleitung steigern
- **Zentrale Sensibilisierung** – das Nervensystem wird »lauter«, die Schmerzschwelle sinkt

Diese komplexe Schmerzentwicklung erklärt, warum manche Menschen trotz geringen Verschleißes starke Schmerzen haben – und andere trotz schwerer Arthrose kaum Beschwerden zeigen. Vor allem Begleiterkrankungen – Adipositas, Diabetes – können den Verlauf der Gelenkerkrankungen erheblich beeinflussen. Darüber hinaus können psychologische und sozioökonomische Faktoren Gelenkschmerzen verschlimmern. In einigen Fällen wurden auch genetische Faktoren gefunden, die die Gelenkschmerzen beeinflussen.[41]

Wegen der Schmerzen bewegen sich viele Betroffene weniger – was wiederum zur **Muskelschwäche**, **versteiften Gelenken** und **weiterer Gewichtszunahme** führt. Ein Teufelskreis. Und es kommt ja leider noch schlimmer …

Und dann macht es krach

Sie erinnern sich an den Fall: Auf die Luftballonknie folgte noch ein Hüftbruch. »Einfach mal so?« Eben nicht einfach mal so. Leider ist es ein Fakt, dass mit zunehmendem Speck die Knochen immer mehr … bröseln.

Bewiesen von Rajesh Jain und Tamara Vokes von der University of Chicago. Die beiden Endokrinologen wollten wissen, wie die Körperzusammensetzung – also Muskelmasse und Fettmasse – mit der Knochendichte zusammenhängt. Anders gesagt: ob viel Körperfett den Knochen schadet. Dazu haben sie Daten von über 10 000 Erwachsenen zwischen 20 und 59 Jahren aus den USA analysiert (die Rede ist von der NHANES-Studie, sie lief 2011–2018). Klares Ergebnis:

- **Mehr Muskelmasse (LMI)** war **deutlich positiv** mit der Knochendichte verbunden: Für jeden zusätzlichen Punkt im LMI stieg der T-Score (das Maß für Knochendichte) um **0,19**.
- **Mehr Fettmasse (FMI)** war **negativ** mit der Knochendichte verknüpft: Für jeden zusätzlichen Punkt im FMI sank der T-Score um **0,10**.

- Dieser negative Effekt von Fettmasse zeigte sich **besonders deutlich bei Männern** (–0,13 T-Score pro zusätzlichem kg/m^2 Fett; bei Frauen: –0,08 T-Score).

Was bedeutet das? **Muskelmasse schützt die Knochen – bei Männern und Frauen.**

Fettmasse macht Knochen brüchig, vor allem bei Männern mit viel Körperfett. Und, jetzt kommt's: Das widerspricht der früheren Annahme, dass »mehr Gewicht« grundsätzlich die Knochen stärkt. Das ist also falsch. Und deshalb muss bei Adipositas immer auch die **Knochengesundheit** mitgedacht werden. Und nicht nur Herz-Kreislauf und Stoffwechsel.[42]

Krebs: je schwerer, desto anfälliger

Krebs: *das* Angstthema. Ich weiß. Es ist ja auch keine irrationale Angst, sondern eine begründete: In Deutschland erkranken fast zwei von fünf Frauen (43 Prozent) und etwa jeder zweite Mann (51 Prozent) im Laufe ihres Lebens an Krebs.[43] Und damit hat wieder das hohe Körpergewicht der Menschen zu tun. Also der viele Speck.

Je dicker der Speck, desto mehr Fettzellen sitzen darin, die immer größer werden, die irgendwann nicht mehr genug mit Sauerstoff versorgt werden können und dann massiv in Stress geraten. Das ruft Immunzellen (vor allem Makrophagen) auf den Plan und diese aktivieren Entzündungsbotenstoffe (Zytokine) wie TNF-α und IL-6.

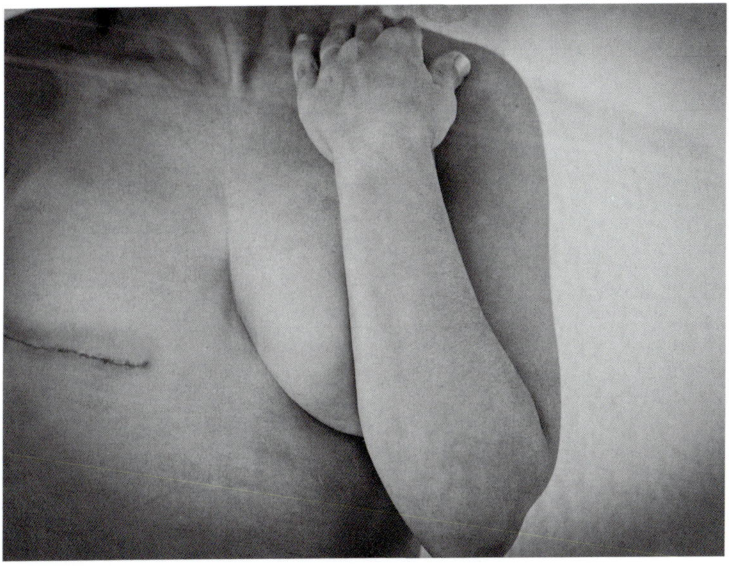

Das Zytokin TNF-α soll eigentlich beim Wegräumen der Zelltrümmer helfen. Nur: Bei Stoffwechselstörungen tut es das nicht. Sondern das Gegenteil: Es behindert den programmierten Zelltod (genannt Apoptose, das interne Recyclingprogramm für Zellmüll). Das alles macht das Gewebe anfälliger für Schäden; das alles begünstigt also Krebs jeder Art: Pankreaskrebs, Brustkrebs, alles. Und schon trudeln Ihre Briefe ein:

»Wir haben in der Familie eine Frau Mitte fünfzig. Vor ein paar Jahren Brustkrebsdiagnose, dann Behandlung und als geheilt entlassen. Zwei Jahre später Metastasen. Geringe Überlebenschancen. Sie hatte das Glück, an einen guten Arzt zu geraten, der ihr alle Kohlenhydrate gestrichen hat. Inzwischen ist sie wieder gesund. Hat aber die neue Diät beibehalten, weil sie so keine Gewichtsprobleme mehr hat. Ihr Mann hat aus Solidarität mitgemacht und hat natürlich auch keine Gewichtsprobleme mehr. So einfach geht das! Aber wem sage ich das …«

Lakonisch. So nebenbei. So heile man Krebs, steht da also. Stimmt das? Ja, in mehr als fünfzig (!) Jahren Praxiserfahrung habe ich es genau so erlebt. Es macht einen Unterschied, ob Sie der aggressiven Krebszelle ihre Versorgung abschneiden oder nicht. Viele aggressive Krebszellen sind extrem zuckerabhängig. Sie nutzen einen eigentlich ineffizienten Stoffwechselweg mit dem Namen aerobe Glykolyse (nach ihrem Entdecker auch »Warburg-Effekt« genannt). Sie verbrauchen also viel Glukose – wird ihnen diese entzogen, geraten sie in Stress, werden geschwächt und sterben. Was wir heute wissen: Sie sterben dabei nicht, weil ihnen die Energie ausgeht (zu wenig ATP). Sondern weil die innere Putztruppe ausfällt. Es häufen sich also immer mehr aggressive Sauerstoffmoleküle an (freie Radikale, ROS), der oxidative Stress steigt immer mehr, die Zellen rosten dann gleichsam durch und sterben.[44]

Für diese Zellen gilt also: Mit möglichst wenig Zucker (leeren Kohlenhydraten) werden sie zumindest geschwächt. Übrigens der Grund, weshalb ich Chemotherapie in jedem Fall empfehle. Denn plötzlich wirkt diese wie versprochen.

Der Vollständigkeit halber: Experimente im Reagenzglas und mit mathematischen Modellen zeigen, dass es Krebszellen gibt, die auch ohne Glukose überleben, weil sie sich epigenetisch auf Zuckerentzug einstellen können.[45] Aber das ist kein Grund, die simpelste Art, Krebszellen zu schwächen, nicht trotzdem zu nutzen. Zumal sie mit dem Nebeneffekt kommt, dass Ihnen der Speck von der Leibesmitte purzelt. Und weniger Speck bedeutet nun mal weniger Krebsrisiko.

Und noch etwas: Ihr Speck produziert das Enzym Aromatase und das verwandelt männliche Hormone (Testosteron) in weibliche Hormone (Östrogene). Je mehr Speck Sie haben, desto mehr Östrogen haben Sie, und desto höher kann Ihr Risiko sein, an Brust- und Gebärmutterkrebs zu erkranken. Bei hochgewichtigen Männern führt diese Sache nicht unbedingt zu Brustkrebs – aber zur typischen Männerbrust (Gynäkomastie). Kennen Sie aus jedem Schwimmbad.

Ein hoher BMI begünstigt Pankreaskrebs

Ich erinnere mich gut, wie überrascht ich war, als ich eines frühen Morgens über einen Artikel stolperte mit der Überschrift: *BMI als Krebserreger.* Eine völlig verkürzte Darstellung, oder nicht? Ich wurde neugierig.

Kurzer Ausflug nach London, zum ehrwürdigen Imperial College, Abteilung für Epidemiologie und Biostatistik. Hier haben 23 Forscher prospektive Studien zusammengefasst.[46] Thema: Körperfülle und Pankreaskrebs. Eine nicht sehr häufige, aber dafür umso gemeinere Krebserkrankung der Bauchspeicheldrüse. Ich habe noch gelernt: Überlebenszeit drei Monate. Drei äußerst qualvolle Monate. Und jetzt wird Folgendes in London bewiesen: Überschüssiges Körperfett, ob verteilt oder auf den Bauch konzentriert, lässt die Gefahr steigen, an einem Pankreaskarzinom zu erkranken. Dabei zeigte sich, dass ein Anstieg um 5 BMI-Einheiten (etwa 15 Kilogramm) das relative Risiko um 10 Prozent erhöht. Und: Ein Zuwachs von 10 Zentimetern beim Bauchumfang steigert die Krebsgefahr um 11 Prozent. **Und jetzt kommt's:** Das geringste Risiko wiesen Personen auf, deren BMI um einen Wert von 21 pendelte. Sind für eine Frau mit einer Körpergröße von 1,70 Meter rund 61 Kilo. Wiegt sie jetzt nicht 61 Kilo (BMI 21), sondern 75 Kilo (BMI 26, also 5 Punkte mehr), dann steigt ihr Risiko um 10 Prozent. Ach, geht ja noch, denken Sie gerade?

Stören Sie Ihre Risikogene bei der Arbeit!

Dann kommen Sie mit zur Universität Bristol, zur Molekularbiologin Emma Hazelwood und ihrem Team.[47] Sie hatte eine ähnliche Idee wie die Kollegen aus London: »*Was hat der BMI mit Krebs zu tun?*« Sie hat diese Idee aber um einen Schritt erweitert: »*Was haben 14* ***Risikogene,*** *die Stoffwechsel, Hormone und Entzündungen steuern, mit einem hohen BMI zu tun, und was hat der BMI dann wieder mit Krebs zu tun?*« Emma Hazelwood ist also nicht hingegangen und hat Insulin, Cholesterin, Testosteron und SHBG (ein Hormon, das Sexualhormone bindet) direkt im Blut gemessen. Stattdessen hat sie sich angeschaut, wie der DNA-Code, der hinter diesen Werten steht, programmiert ist. Als Datengrundlage hatte sie Genproben von 120 000 Frauen aus internationalen Datenbanken, darunter die berühmte UK Biobank, aber auch Daten aus Australien, Belgien, Deutschland, Polen und Schweden. Rund 13 000 dieser

Frauen waren an Gebärmutterkrebs (Endometriumkarzinom) erkrankt. So konnte Hazelwood berechnen, wie genau die genetischen Risikofaktoren mit dem Auftreten der tatsächlichen Krebserkrankung zusammenhängen. Ergebnis: Drei ungünstig veränderte DNA-Bauplanstücke stehen in einem kausalen Zusammenhang mit erhöhtem Risiko für Gebärmutterkrebs. Und zwar die Pläne für

- **Insulin** (reguliert den Blutzucker),
- **freies Testosteron** (männliches Sexualhormon),
- **SHBG** (Sex Hormon Binding Globulin – ein Hormon, das Testosteron bindet und dessen Wirkung bremst).

Diese drei Hormone stehen *gleichzeitig* hinter einem erhöhten Körpergewicht. Und dabei zeigte sich: Für jeweils fünf zusätzliche BMI-Einheiten steigt das Risiko für Gebärmutterkrebs um 88 Prozent. Konkret: Sind Sie 1,70 Meter groß und wiegen statt 61 Kilo (BMI 21) 75 Kilo (BMI 26), haben Sie ein fast doppelt so hohes Risiko, an einem Endometriumkarzinom zu erkranken. Und das alles wegen der Risikogene?

Halt, stopp. Emma Hazelwood hat zwar gezeigt, dass aus Risikogenen ein »Zuviel« an bestimmten Stoffen im Körper werden kann, die wiederum ein hohes Körpergewicht begünstigen. Das ist aber kein Naturgesetz, das nur eine Richtung kennt. **Sie können die ganze Sache umdrehen.** Sprich: das hohe Körpergewicht senken. Heißt: Kohlenhydrate raus aus der Kammer, Sportschuhe rein in die Kammer. Dann passiert nämlich dies:

- **Weniger Zucker essen** = weniger Insulin
- **Weniger Insulin** = mehr SHBG (also das Hormon, das freies Testosteron im Blut bindet)

- Mehr SHBG = **weniger Testosteron** (ja, das gilt auch für Frauen. Eierstöcke produzieren durchaus Testosteron, das ist notwendig als Vorstufe für die Östrogenproduktion. Bei Störungen produzieren die Eierstöcke leider zu viel Testosteron)
- Weniger Insulin und weniger Testosteron **= weniger Körperfett = geringeres Krebsrisiko**

Noch einmal: Bestimmte Genvarianten können Ihr Risiko erhöhen, dass Insulin und Testosteron aus dem Ruder laufen und Sie dicker und dicker machen. Müssen aber nicht. Das hat Emma Hazelwood klar gezeigt.

Köpfchen: wie Körperfett das Gehirn bei der Arbeit stört

Darts. Kennen Sie? Da werfen (eher nicht ganz so sportliche) Menschen kleine, spitze Pfeile auf eine Scheibe. Treffen fast millimetergenau. Ich hab's probiert, ich kann's nicht.

Ganz offenbar braucht man hier vor allem eine ruhige Hand – und nicht das, was man landläufig als »athletische Figur« bezeichnet. So jedenfalls sah es bisher aus. Dann wurde 2024 ein schlanker Mann Dart-Weltmeister (28 Jahre, 1,85 Meter, 80 Kilo). Luke Humphries war aber

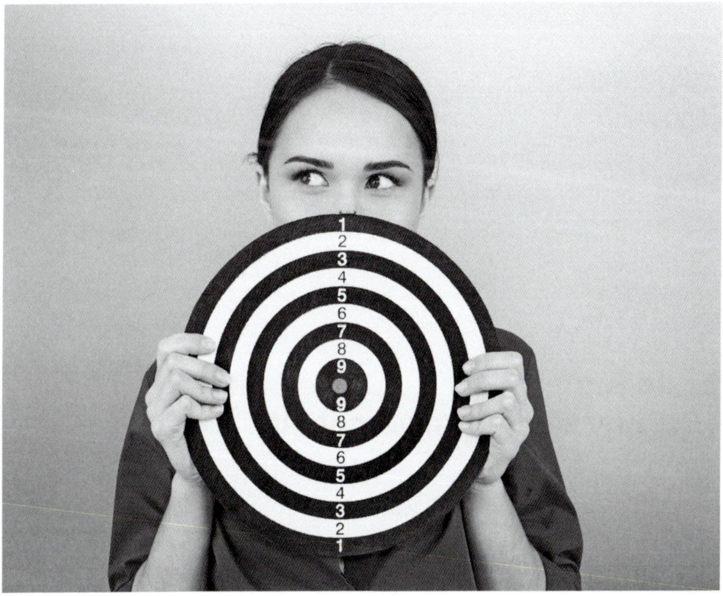

nicht immer schlank: Er hatte zuvor 30 Kilogramm mehr Speck auf den Knochen. Und dann, auch, leider, so sagt er, »schlechte Leistungen, mentale Probleme«. Bewusst stellte er seine Lebensweise komplett um: Statt Fast Food isst er jetzt Gemüse, Salate und Geflügel und betreibt viel Ausdauersport.

Der junge Mann hatte eine bemerkenswerte Einsicht, weil er offenbar nachgedacht hatte. Das vermisse ich bei vielen Menschen, die hundert, manchmal 200 und mehr Kilo Lebendgewicht mit sich herumtragen (würde ich gar nicht schaffen!) und dann mit Problemen im Job, in der Ausbildung, in der Universität kämpfen. Der neue Weltmeister wörtlich:

> »Gesunder Körper, gesunder Geist. Es ist kein Zufall, dass ich früher nie ins Viertel- oder Halbfinale gekommen bin, weil ich keine Energie mehr hatte.«

2024 hatte er offenbar sehr viel länger Energie und konnte sich länger konzentrieren. Beweis gefällig? Das Endspiel der Meisterschaft 2024: Da lag er mit 2:4 hinten und hat doch noch mit 7:4 gewonnen. Und wurde Weltmeister. Er hat also aufgeholt, während sein typisch hochgewichtiger Gegner (übrigens erst 16 Jahre alt) drastisch nachließ. Was ist Ihr Gehirn? Ein typischer Nachlasser oder ein … Aufholer?

Brain Fog: wie Speck das Hirn vernebelt

Viele Menschen mit viel Gewicht haben Probleme, sich über lange Zeit zu konzentrieren. Sie fühlen sich geistig erschöpft, sind vergesslich – kurz: leiden unter »Brain Fog«. Nebel im Kopf. Das heißt konkret:

- Sie **reagieren langsamer** (auf der Autobahn ungünstig!).
- Sie haben eine **geringere Aufmerksamkeit.**
- Ihr **Arbeitsgedächtnis läuft schlechter.**
- Sie haben **Mühe beim Planen und Entscheiden.**

Grund dafür ist eine **Energiekrise im Gehirn**, hinter der mehrere Auslöser stehen, die alle mit hohem Körpergewicht zu tun haben:

Insulinresistenz im Gehirn: Es kommen zwar Nährstoffe (Glukose) im Hirn an, aber wenn Insulin die Zellen aufschließen und die Nährstoffe reinbringen will, geht die Tür nicht auf. Daher die schlechte Informationsverarbeitung, daher die Gedächtnisprobleme.

Oxidativer Stress im Gehirn: Schlechte Ernährung, also zu wenig Proteine, zu wenig Mikronährstoffe, das heißt für die Mitochondrien: Stress. Im Stress produzieren sie dann weniger Energie und mehr **reaktive Sauerstoffspezies** (ROS, eigentlich ein normales Nebenprodukt im Stoffwechsel, mit dem der Körper klarkommt). Und zwar so viele, dass es zu einem Ungleichgewicht zwischen ROS und Antioxidantien kommt (die Schutztruppe, die eigentlich immer bereitsteht, um ROS wegzuräumen). So passiert es, dass ROS die Nervenzellen angreifen und auch die Mitochondrien schädigen. Flapsig gesagt: Die Nervenverkabelung im Hirn wird angefressen und innerhalb der Zellen fallen die Kraftwerke aus. Das ist der nächste Grund für schlechte Informationsverarbeitung und die Gedächtnisprobleme.

Durchlässige Blut-Hirn-Schranke (BHS): Diese Schranke funktioniert wie ein Filter. Eigentlich soll dieser Filter entzündliche Botenstoffe aus dem Fettgewebe daran hindern, das Gehirn zu fluten. Aber hohe Blutzucker- und Insulinspiegel machen die BHS löchrig, und so schwimmen dann Entzündungsstoffe mit dem Blut, das das Hirn versorgt, mitten hinein ins Hirngewebe. Da aktivieren sie **Mikroglia**, die Immunzellen des Gehirns. Und die lösen eine **chronische Entzün-**

dung aus – vor allem im Hippocampus. Also genau in dem Bereich, mit dem der Mensch lernt und sich erinnert. Also eigentlich.

So weit also die Theorie. Was heißt das aber in der Praxis? Was macht das Gehirn, das Gedächtnis, wenn Insulin fehlt? Und was passiert, wenn man mitten ins Gehirn eine Spritze mit Insulin schießt? Das kann man mit Menschen natürlich nicht machen. Also nimmt man (schlimm genug, aber mit dieser Forschung will man letztendlich Menschen helfen), man nimmt also: Mäuse.

Mit Hirnentzündung findet man keine Türen

Kleiner Abstecher nach Sydney, Australien. Hier an der Universität hat man zwei Gruppen von Mäusen 16 Wochen lang dabei beobachtet, wie sie in Mäuselabyrinthen zurechtkommen. Die einen bekamen eine fettreiche Kost (also absichtlich zu viele Nährstoffe), die anderen eine fettarme Kost. Ergebnis: **Die absichtlich überfütterten Mäuse verirrten sich im Labyrinth häufiger.** Und sie hatten mehr Entzündung im Hirn. Spritzte man ihnen aber Insulin ins Mäusehirn, fanden sie sich wieder zurecht und auch die Entzündung nahm ab.[48]

Nun sind wir Menschen und keine Nager. Trotzdem können wir daraus schließen: Zu viel fettes Essen (dem Proteine fehlen und Mikronährstoffe, das ist der Knackpunkt!) verursacht im Gehirn Entzündung. Und die macht uns dumm. Sobald es aber gelingt, das Gehirn wieder mit Insulin zu fluten (bitte: nicht durch mehr Vanilleeis! Gemeint ist eine bessere Insulinantwort der Zellen!), dann verschwindet die Entzündung aus den grauen Zellen. Und dann knacken wir auch wieder die Labyrinthe, die Rätsel, die Escape Rooms, von denen es im privaten und beruflichen Leben von jedem von uns ja mehr als genug gibt. Und das sollten wir auch dringend tun. Und möglichst früh im Leben.

Damit wir nicht in die Falle rutschen, in der wir im Alter ganz bestimmt nicht sitzen wollen: Demenz.

Under Deconstruction: vom Speck zur Demenz

Je mehr und besser die neuronalen Netze in Ihrem Hirn verknüpft sind, desto besser können Sie denken. Aus der Forschung wissen wir, dass ein weniger vernetztes Netzwerk im Gehirn ein frühes Signal für eine Alzheimer-Demenz sein kann. Und wir wissen auch, dass es einen Zusammenhang zwischen hohem Körpergewicht und Hirnstruktur gibt. Dieser Zusammenhang wurde aber bisher nur an jüngeren Personen und nur mit wenigen Teilnehmern gemessen. Und die Ergebnisse waren widersprüchlich. Bis das Max-Planck-Institut in Leipzig mit der sogenannten LIFE-Studie kam.[49] Auf dem Prüfstand:

700 gesunde, 60- bis 80-jährige Studienteilnehmer.

Seit dieser Studie können wir uns auf die Aussage verlassen:

Bei hohem Körpergewicht im höheren Alter ist das *Default Mode Network* schwächer vernetzt und dadurch sind Prozesse wie Erinnern und Planen eingeschränkt.

Grüner essen – jünger denken

Stellen wir uns der Einfachheit halber einmal vor, das Gehirn sei wie ein Speicherchip. Ein ziemlich großer Chip mit viel Platz für Erinnerungen, Ideen und der Fähigkeit, sich an den Geburtstag deiner Tante zu erinnern. Aber dieser Speicher wird mit dem Alter immer kleiner.

Immer mehr Bilder, Geschichten, Geburtsdaten und Namen sind plötzlich nicht mehr abgespeichert. Einfach weg. Da stellt sich die Frage: **Kann man das Schrumpfen des Gehirns bremsen – vielleicht sogar rückgängig machen?**

Antwort: Ja. Mit »**Mittelmeerdiät**«. Gemeint ist frisches Essen mit vielen Antioxidantien (zum Beispiel aus Olivenöl, Tomaten, Zwiebeln), die Entzündungswerte im Körper und im Gehirn reduzieren, die unsere Blutgefäße schützen und damit die Sauerstoffversorgung des Gehirns. Und die auch epigenetische Schalter beeinflusst, die Entzündungs- und Alterungsprozesse regulieren. Dass das tatsächlich funktioniert, bewies eine ungarische Meta-Analyse von 23 Studien mit über 300 000 Teilnehmenden: Wer sich konsequent mediterran ernährt, hat ein **um 30 Prozent geringeres Risiko für Alzheimer** und ein **um 11 bis 18 Prozent geringeres Risiko für allgemeine kognitive Störungen oder Demenz.**[50]

Also eine gute Idee. Man kann aber noch eine Schippe drauflegen. Forscher aus Israel[51] haben überlegt, wie sie die Mittelmeerdiät noch frischer, noch grüner, noch gesünder machen könnten. In einer Studie mit knapp 300 Menschen (im Schnitt BMI über 30!) haben sie getestet:

- Eine normale gesunde Ernährung (so wie sie in den meisten Broschüren steht – nein, bitte nicht nachsuchen)
- Eine klassische Mittelmeerdiät (mit Olivenöl, Gemüse, Walnüssen)
- Und eine **grüne Mittelmeerdiät** – siehe oben, aber zusätzlich mit ganz vielen Pflanzenstoffen (Polyphenolen), besonders aus grünem Tee und einer winzigen Wasserpflanze, der Zwergwasserlinse namens **Mankai oder Wolffia globosa**, die mehr als doppelt so viel Polyphenole enthält wie Walnüsse

Und dann haben sie nach 18 Monaten geschaut: Wie alt sieht das Gehirn aus? Sie haben also nicht einfach nur Fragebögen verteilt, sondern alle Teilnehmer ins MRT geschoben. Und siehe da: Die *grüne Mittelmeerdiät* hat das Gehirnaltern **am stärksten verlangsamt**. Sichtbar, wenn die Größe des Hippocampus (ein Hirnbereich, der wichtig für Gedächtnis und Lernen ist) ins Verhältnis gesetzt wird mit den Flüssigkeitsräumen, die sich drumherum befinden und die sich bei Hirnabbau erweitern. Die Forscher haben aber noch etwas gemacht: **Sie haben im Blut nachgemessen.** Und das ergab: Wer sich am meisten verbesserte bei …

- **Nüchternblutzucker,**
- **Langzeitblutzucker** (HbA1c),
- **Insulinresistenz** (HOMA-IR),
- **Entzündung** (CRP),

… bei dem baute sich das Hirn am wenigsten ab. Es wurde also langsamer alt.

Was heißt das jetzt für mich, wollen Sie wissen? Ganz einfach: Mittelmeer-Genuss statt Magnum-Eis. Smartphone weg und raus, spazieren gehen. Schneller spazieren. Laufen.

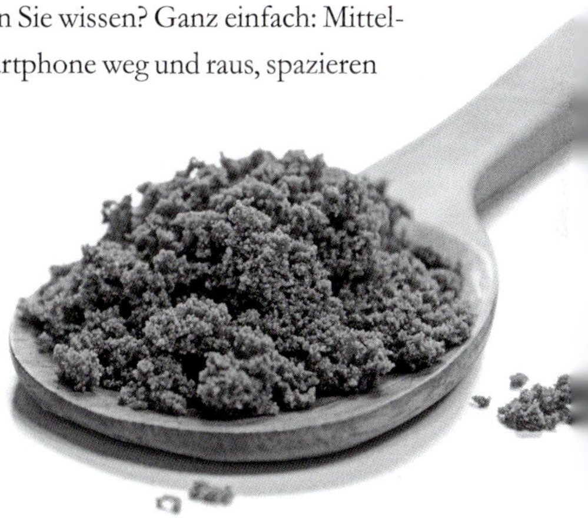

Speck schmeckt den Organen nicht

Ein bisschen Speck, hier und da, das kann schon auch schön sein, sagen Sie? Nun: Das ist Geschmackssache. Und trotzdem ist ein Zuviel an Gewicht eine Belastung für Organe: Es macht die Leber träge und diese entzündet sich. Es kann der Lunge zusetzen – Asthma ist bei Erwachsenen mit viel Körpergewicht keine Seltenheit. Und selbst die Billionen nützlicher Bakterien in unserem Darm leiden unter zu viel Speck. Das Mikrobiom verliert seine Balance und mit ihm gerät dann der ganze Körper aus dem Takt, wird immer dicker und immer kränker.

Lunge: von Adipositas zu Asthma

Erweckungserlebnisse sind selten. Meines war ein äußerer Zwang. Nämlich joggen zu müssen, um die Triathleten in Roth weiter betreuen zu können. Joggen, Laufen hat mir nach wenigen Wochen ein Türchen geöffnet. Zu einer neuen Welt, von der ich bisher nichts wusste. Die Welt der Eigenverantwortung. Viele von Ihnen kennen diese Welt schon längst …

Da kann man nichts machen? Oh, doch!

Seit ihrer Kindheit litt sie unter chronischer Bronchitis. Die schlimmer wurde. Dann Asthma. Das schlimmer wurde. Dann Emphysem, also Lungenüberblähung mit Einschränkung des Lungenvolumens um mehr als die Hälfte. Ahnen Sie, was das heißt? Man bekommt kaum noch Luft. Überlastet sein Herz. Was soll man als Arzt gegen diese sogenannte COPD (auf Englisch: *Chronic Obstructive Pulmonary Disease*), einfacher gesagt: gegen diese Lungenstarre, tun? (Die oft, ganz oft durch Rauchen ausgelöst wird, aber auch durch Luftverschmutzung, selten auch durch genetische Ursachen?) Da gibt es kein Medikament. Und damit ist die Schulmedizin am Ende.

Diese Perspektive war mir immer zu kurzsichtig; die Medikamentenbrille war mir zu borniert. Ich wollte den Menschen nicht als Objekt der Medizin sehen (als Einwurfziel für Pillen), sondern als Subjekt. Ihn zum Handeln auffordern: anders essen, auffüllen von fehlenden Vitalstoffen im Blut, ordentlich schlafen, sich regelmäßig bewegen. Ob ich sicher bin, dass genau das jeweils nützt? Ja, du meine Güte: Woher soll ich das vorher wissen? Natürlich weiß ich, aus Erfahrung, dass es oft genutzt hat. Wenn Sie ein ums andere Mal das Leid hoffnungslos kranker Menschen gelindert, vielleicht sogar geheilt haben, dann lernen Sie. Lernen Sie gerne mit:

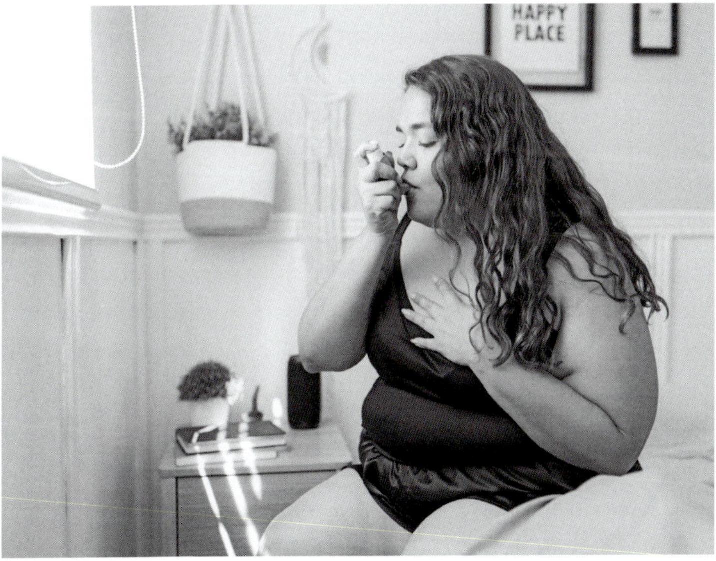

»Ich war körperlich und mental am Ende. Kein Arzt konnte oder wollte mir helfen mit meiner COPD. ›Finden Sie sich damit ab‹, war deren Antwort. Ich konnte nur noch im Sitzen schlafen.«

Wie gesagt: Luftnot ist etwas Schreckliches. Wenn Sie sich hinlegen, ersticken Sie. Also schlief die Patientin im Sitzen. Vorher. Jetzt aber kommt nachher:

- Sie ist 16 Kilo leichter.
- Sie absolviert jeden Tag Fitnessübungen und Yoga.
- Sie hat ihre Ernährung komplett umgestellt.

Und dann schreibt sie mir: »Danke für alles. Es geht mir sehr gut.« Trotz COPD, einer Krankheit, die nicht heilbar ist, sich aber eben trotzdem eindämmen lässt. Nicht zuletzt, indem man sich aus 16 Kilo Speck herauspellt.

Bitte nicht verwechseln: COPD ist nicht Asthma. COPD ist dauerhaft, ist fortschreitend schlimmer, die Atemwege werden immer enger. Asthma dagegen kommt meistens in Anfällen, in Schüben. Zwischen diesen Anfällen können Patienten ein recht normales Leben führen. Dachte ich bisher.

Achtung, Fett in der Lunge!

Menschen mit sehr hohem Gewicht leiden in vielen Fällen an sehr vielen Dingen gleichzeitig: Die Gelenke tun weh, das Hirn läuft oft nicht auf Hochtouren, der Blutdruck ist zu hoch, das Herz stolpert – und dann bekommen viele von ihnen auch noch schlecht Luft. Oft liegt das daran, dass sie nicht eben Ausdauersportler sind, weil sie wegen des hohen Gewichts ihren Knien keine Langläufe zumuten wollen (eine sehr richtige Entscheidung – aber Schwimmen wäre möglich). Wegen der fehlenden Ausdauer geht dann eben schneller die Puste aus. Oder:

Die Lunge ist eingepackt mit so viel Körpermasse, dass ein tiefes Ein- und Ausatmen aus Platzgründen gar nicht möglich ist. Auch das macht kurzatmig. Dann gibt es eben auch noch die Menschen, deren Leben durch sehr viel Körpergewicht beschwerlich ist – und durch Asthma. Grund für dieses Asthma ist oft eine Allergie, Heuschnupfen zum Beispiel, die sich im Laufe der Jahre verschlimmert und sich dann als Asthma festsetzt.

Und dann, das war mir neu, gibt es offenbar auch Menschen mit sehr hohem Gewicht, in deren Lungen sich so viel Fett angesammelt hat, dass ihnen die Luft wegbleibt. Genauer: Das Fett sammelt sich in den Wänden der Atemwege. Wie findet man nun das heraus? Indem man nicht in die Lungen von lebenden Menschen schaut, sondern in die Lungen von denen, die an Asthma verstorben sind, und diese mit den Lungen von Verstorbenen vergleicht, die nicht an Asthma verstorben sind (ein Teil dieser Vergleichsgruppe hatte zwar Asthma, aber kein tödliches, ein Teil war gesund). Das hat John Elliot von der University of Western Australia in Crawley bei 52 Personen getan.[52] Und herausgefunden: Je mehr Fett in der Lunge, desto mehr tödliches Asthma. Und mehr noch: Je mehr die Atemwegswände durch Fettzellen verdickt waren, desto mehr Entzündungszellen wurden dort auch gefunden – vor allem bei schwerem Asthma.

Erinnern Sie sich an den Grund für die Gelenkprobleme bei Adipositas? Das war nicht nur der hohe Druck auf die Gelenke durch das hohe Gewicht. Das war auch eine Entzündung. Und genauso ist es auch hier: Die Luft bleibt nicht nur weg wegen des dicken Speckmantels. Sondern: wegen der Entzündung.

Fettleber: mehr als nur ein ästhetisches Problem

Kennen Sie »Gänsestopfleber«? Haben Sie sich mal gefragt, wie die eigentlich gemacht wird? Denn: Sich die Leber selbst derartig zu verfetten, das schafft eine Gans gar nicht. Dazu braucht sie die liebevolle Hilfe von uns Menschen: Wir stopfen also die Gans. Wer den Vorgang einmal selbst gesehen hat, wird nie mehr Gänsestopfleber essen wollen: Die Gans wird tatsächlich zwangsweise mit Vollkorngetreide vollgestopft. Immer wieder. Überfüttert. (Denken Sie daran, wenn Sie Ihre Kinder am Morgen dazu »überreden«, ihr Vollkornmüsli mit Banane und Mango zu essen …)

Die Fettleber, das kranke Organ, wird also nicht durch Fett erzeugt. Sondern durch Kohlenhydrate. Dass wir uns bitte immer recht verstehen: Natürlich ist das eine Dosisfrage. Von drei Körnern Getreide bekommen Sie keine Fettleber. Von kiloweise Kohlenhydraten und zuckersüßen Kalorienbomben aus der Südfruchtabteilung aber doch. Das Resultat: Gut ein Drittel der übergewichtigen Kinder tragen eine kleine

LEBERERKRANKUNG

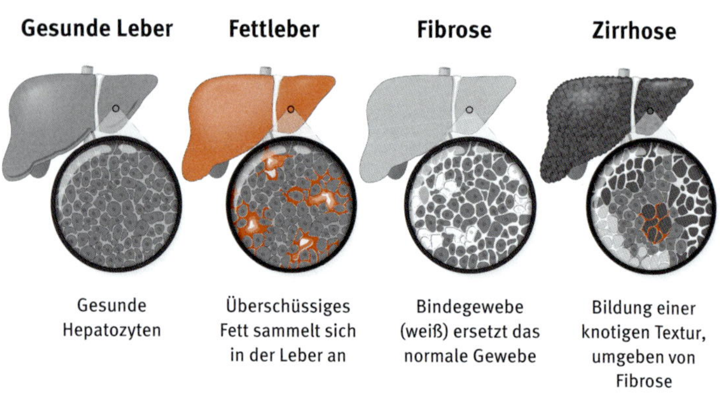

»nicht-alkoholische Fettleber« (NAFLD) in sich. Und 70 Prozent der übergewichtigen Erwachsenen (zwei Drittel der Deutschen) und bis zu 90 Prozent der Typ-2-Diabetiker. Alle haben sie eine verfettete Leber. Sonografisch wunderbar zu erkennen.

Zucker macht die Leber fett

Die Leber hat viele Aufgaben: Sie ist die Stoffwechselzentrale, das Entgiftungsorgan und der Energiespeicher des Körpers. Doch bei zu viel Speck, insbesondere bei zu viel Bauchfett, kommt sie an ihre Grenzen. Es lagern sich dann vermehrt Fettsäuren in der Leber ab, die dort nicht hingehören. Dass Alkohol die Leber verfettet und entzündet und dass man davon Leberzirrhose bekommen und daran sterben kann, ist bekannt (man erinnere sich an die tragische Geschichte des Popsternchens »Naddel«). Genauso können aber auch Kohlenhydrate, vor allem Fruktose (zum Beispiel aus Fruchtsaft), die Leber verfetten lassen. Diese Einlagerung wird durch Insulinresistenz und chronische Entzündung begünstigt, was typisch für das metabolische Syndrom ist. Wichtig: NAFLD ist ein Systemproblem. Es ist also nicht nur ein Leberproblem. Tatsächlich trägt es sogar noch erheblich zur Verschlimmerung des metabolischen Syndroms bei.[53] Außerdem erhöht NAFLD das Risiko für Typ-2-Diabetes, Herzinfarkt, Schlaganfall und chronische Nierenerkrankungen.

Erst verfettet, dann entzündet

Wenn Sie mit hohem Gewicht in die Arztpraxis kommen, kann es gut sein, dass man bei Ihnen eine nicht-alkoholische Fettleber *und* ein metabolisches Syndrom *und* Diabetes Typ 2 feststellt. Da fragen Sie sich: Was war denn zuerst da? Was ist Henne, was ist das Ei? Antwort: Unklar. Es ist aber auch nicht so wichtig. Wenn Sie zwei, drei, sieben Krankheiten gleichzeitig haben, bleibt Ihnen nichts anderes übrig, als sie als Gesamtpaket zu begreifen und die Selbstheilungskräfte Ihres Körpers anzukurbeln. Die unterscheiden nämlich nicht, was sie zuerst wieder in Ordnung bringen. Die heilen einfach alles, was gerade nicht stimmt.[54]

Die wirksamste Therapie gegen Fettleber heißt:

- Fruktose weg (der Smoothie, die Banane),
- Kohlenhydrate reduzieren (das Brötchen, die Nudeln),
- mehr Proteine und
- gute Fette essen
- und mehr Bewegung.

Also abspecken. Schon etwa 10 Prozent weniger Gewicht machen einen Unterschied: Der Fettanteil in der Leber und die Entzündungswerte sinken. Wetten? Und sagen Sie mir nicht:

»Ich kann nicht so viele Proteine essen, das macht mich so schnell satt, dann kann ich ja gar nicht mehr ›normal‹ essen.«

Ja, eben! Das ist doch der Witz der ganzen Übung! Es geht darum, dass sich Ihr Körper an ein **neues, gesundes »Normal« gewöhnt, das genau zu Ihnen passt.** Denn: Was bei den Menschen um Sie herum vielleicht als »richtiges Essen« gilt, hat Ihren Körper offensichtlich in eine Form gebracht, die ein bisschen jenseits der Norm gelandet ist. Also weg damit.

Sie brauchen Ihr eigenes »Richtig«.

Darm: Übereifrige Bakterien machen schwere Menschen noch schwerer

Im Darm leben Billionen von Bakterien – mehr als wir Körperzellen haben. Wie viele unterschiedliche Bakterienarten dabei sind, darüber ist sich die Forschung nicht einig: Manche sprechen von 500 verschie-

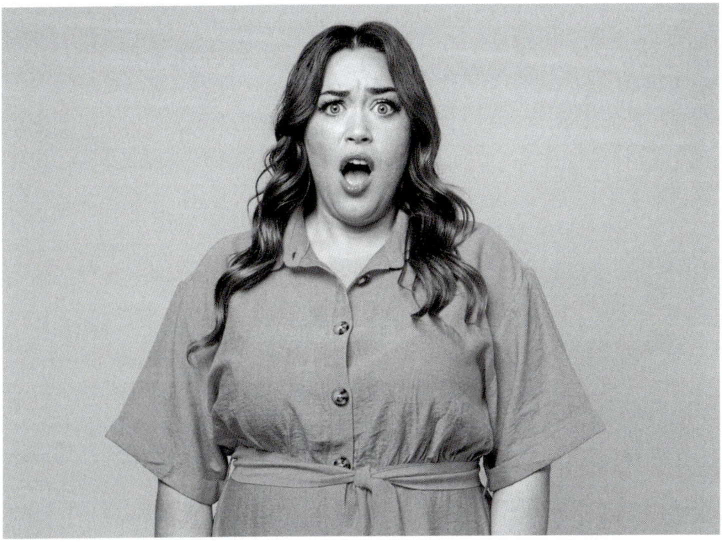

denen Bakterienarten, manche von 1400.[55] Nicht jeder Mensch beherbergt alle diese Arten, aber doch sehr viele. Und dieser Zoo tief unten in unserem Darm hilft bei der Verdauung, stärkt das Immunsystem, beeinflusst sogar unsere Laune – und manchmal macht er uns auch dick.

Meine Praxis, aber auch die Forschung zeigen: Je mehr Speck Sie auf den Rippen haben, desto weniger vielfältig ist Ihr Mikrobiom. Und je mehr Ihr Darmzoo denkt, Sie stecken in einer Hungersnot (jede Diät versteht Ihr Steinzeitgehirn als Hungersnot), desto mehr Energie zieht er aus jedem Bisschen, das Sie essen.

Wenn das Mikrobiom zu viel Energie liefert

»Wer hat, dem wird gegeben« – heißt es schon in der Bibel. Leider stimmt das auch für den Darm. Und das macht das Leben von Menschen, die an Adipositas erkrankt sind, so schwer: Ausgerechnet ihre

Darmbakterien ziehen aus der Nahrung ganz besonders viel Energie und produzieren dabei ganz besonders viel Fett, das dann in die sowieso schon üppigen Speckpolster zusätzlich eingelagert wird. Der typische Adipositas-Darmzoo hilft also eifrig dabei mit, dass der Speck nicht verschwindet – und sogar weiterwächst. Was da genau passiert, weiß die Forschung vor allem aus Studien mit überfütterten Nagern (meist sind es Mäuse). Nicht alles lässt sich auf den Menschen übertragen, zum grundsätzlichen Verständnis trägt es aber trotzdem bei.

In einer gemeinsamen Meta-Analyse zeigten US-amerikanische und chinesische Forscher, wie sich die Zusammensetzung und Funktion der Darmbakterien bei fettleibigen Nagetieren verändert:[56]

- **Verstärkter Pyruvatstoffwechsel:** Darmbakterien in adipösen Tieren gewinnen effizienter Energie aus Kohlenhydraten.
- **Erhöhter Butyrat- und Propionat-Stoffwechsel:** Hier werden nicht verdaubare Kohlenhydrate (»Ballaststoffe«) in kurzkettige Fettsäuren wie Butyrat und Propionat umgewandelt. (Eigentlich hoch erwünscht.) Läuft dieser Stoffwechsel aber übermäßig auf Hochtouren, wird also mehr Energie aus der Nahrung aufgenommen, kann das zum erhöhten Körpergewicht beitragen.
- **Mehr Fettsäurebiosynthese:** Das Mikrobiom stellt besonders viele Lipide bereit, die im Körper gespeichert werden – ein typisches Merkmal bei Adipositas.
- **Glycerolipid-Stoffwechsel:** Glycerolipide sind Bestandteile von Fetten (Triglyzeriden). Läuft ein verstärkter Glycerolipid-Stoffwechsel im Mikrobiom, nimmt der Organismus mehr Fett auf und speichert auch mehr davon.

Was Sie auch wissen sollten: Bei Adipositas liefern die Darmbakterien nicht nur besonders viele kurzkettige Fettsäuren und damit tendenziell zu viel Energie. Sie wirken zusätzlich auch noch auf die Hormone: So wird zum Beispiel mehr Insulin ausgeschüttet, was den Blutzucker auf die Achterbahn schicken und zusätzlichen Appetit auslösen kann. Hinter dem endlosen Immer-essen-Wollen vieler Menschen mit Gewichtsproblemen steckt also ein Mikrobiom, das Gewichtsverlust aktiv verhindert.

Mir ist bewusst, dass das nicht sehr ermutigend klingt. Bevor wir zu den Maßnahmen kommen, die Sie ergreifen können, um ein Ihnen wohlgesonnenes Mikrobiom in Ihrem Darm zu züchten, müssen wir das Bild der Lage noch ein wenig verfinstern. (Nur kurz!)

Wanted: gute Bakterien!

Im Darm von Menschen mit hohem Körpergewicht sind erstens Darmbakterien am Werk, die unglücklicherweise viel zu viel Energie produzieren. Das haben wir uns gerade angeschaut. Zweitens: Es sind auch viele dabei, die Entzündungen produzieren. Gleichzeitig fehlen ausgerechnet die »guten« Bakterien, die Entzündungen zurückdrängen – zum Beispiel *Akkermansia muciniphila.* Dieses Bakterium ist zwar nicht sehr zahlreich im Darm unterwegs, seine Wirkung auf unsere Gesundheit ist aber durchschlagend:

- **Akkermansia stärkt** aktiv die **Schleimhautbarriere,**
- wirkt **gegen** stille **Entzündung,**
- **verbessert** den **Glukosestoffwechsel**
- und sorgt so für **weniger Körperfett.**

Alkohol bekommt Akkermansia gar nicht gut. Und: Ernährt sich ein Mensch zu 60 Prozent oder mehr von Fett, ist auch das schädlich für diese Bakterienart. (Bitte daran denken, wenn Sie sich sehr streng ketogen ernähren oder quasi nur von Eiweißpulver: Derartige Radikaldiäten mögen zwar schnell die Zahl auf der Waage in die gewünschte Richtung verändern – aber Sie handeln sich durch die Dezimierung Ihres Darmzoos jede Menge neue Probleme ein: Entzündung, schlechte Nährstoffverwertung und dann auch noch schlechte Laune.)

Lust auf eine kleine Tour nach Mexiko? Hier haben Forscher das Darmmikrobiom von 45 Kindern zwischen 6 und 12 Jahren unter die Lupe gelegt.[57] Das waren in der ersten Gruppe Kinder, die überwiegend Gemüse, Hülsenfrüchte und Proteine (gemeint sind mageres Fleisch und Fisch) auf dem Teller hatten. In der zweiten Gruppe waren es kleine Esser, die viele gesättigte Fette (Fast Food) und Einfachzucker (Limo) bekamen. In beiden Gruppen war ein Teil der Kinder normalgewichtig, ein Teil der Kinder hatte zu viel Gewicht.

Wie reagierten die Darmbakterien? Vor allem bei den Kindern mit viel Gewicht und Fast Food war Aufruhr angesagt. Hier waren besonders viele Darmbakterien am Werk, die zu viel Energie erzeugten, und es gab viel zu wenig unterschiedliche Bakterienarten im Darm – und eine krankhafte Tendenz zu dauernder Entzündung. Vor allem ausgelöst durch ein Übermaß an *Klebsiella* oder *Citrobacter*, die im Verdacht stehen, Entzündungsprozesse im Darm zu fördern und die Schleimhautbarriere zu schädigen. Bei Kindern, die sich gesund ernährten, waren dagegen viele unterschiedliche Darmbakterien aktiv, die die aufgenommene Nahrung auf eine gesündere Art abbauten und die gleichzeitig noch dafür sorgten, dass der Darm insgesamt gesund blieb.

Das heißt für Sie, wenn Sie Ihrem Darm etwas Gutes tun wollen: Zählen Sie statt der Bakterien lieber die Zahl der unterschiedlichen frischen Gemüse, fermentierten Gemüse, Hülsenfrüchte, Samen und Nüsse, die Sie jede Woche zu sich nehmen. Damit füttern Sie *Faecalibacterium* & Co. an. Mit Dickmacher-Essen wie Pommes, Kuchen und Hafermilchkaffee locken Sie leider eher *Klebsiella*, *Citrobacter* und andere Bakterien an, die Sie noch dicker machen.

Igitt: so viele Bakterien im Gemüse?

Falls Sie sich fragen, woher Sie mehr unterschiedliche Darmbakterien bekommen können: Gibt es die nur in der Apotheke? Oder ob sie auch im Brokkoli selbst hängen? Und ob das nicht eigentlich ziemlich eklig ist?

Die Kategorie »eklig« müssen wir hier einmal außer Acht lassen. Es gibt keinen »komplett sauberen« Menschen. Ein Mensch ohne Mikroben im Darm, auf der Haut oder in der Vagina wäre nicht lebensfähig. Bedanken Sie sich bei der Evolution! Der Mensch hat sich in einer riesigen Wohngemeinschaft auf der Erde entwickelt und ein Teil dieser Gemeinschaft hilft ihm bis heute, zu überleben.

Es ist also nicht »eklig«, dass gute Bakterien direkt auf der Nahrung sitzen, die wir essen. Insbesondere auf frischen, unverarbeiteten Lebensmitteln wie Gemüse und Obst sowie fermentierten Produkten. Diese sollten Sie natürlich waschen, denn gerade die abwaschbaren Bakterien wie E. coli wollen Sie nicht auf dem Teller haben. Frisches, ungekochtes Gemüse bringt natürliche Umweltbakterien mit, zum Beispiel *Lactobacillus* oder Bodenbakterien, von denen manche probiotisches Potenzial haben, manche aber auch eher neutral bleiben. Viele davon überleben den Magen-Darm-Trakt nicht, aber einige siedeln sich durchaus an oder beeinflussen das bestehende Mikrobiom.

Vor allem fermentierte Lebensmittel wie Sauerkraut, Kimchi oder Joghurt enthalten besonders viele lebende Mikroorganismen (Probiotika), die direkten Einfluss auf das Mikrobiom nehmen können (aber nur, wenn sie nicht erhitzt oder pasteurisiert worden sind).

Auf der anderen Seite: Industriell verarbeitete Lebensmittel – also Fertiglasagne, Meckes-Burger, aber auch manche vegane Fertigprodukte – enthalten kaum lebende Bakterien und fördern durch ihre Zusammensetzung (Zucker, Fett) eher »ungünstige« Bakterien.

Der Vollständigkeit halber sei gesagt, dass nicht nur die Menge an Brokkoli, Kimchi und Joghurt darüber entscheidet, welches Mikrobiom in Ihrem Darm wohnt. Sondern auch davon, *wo* Sie leben und essen. Menschen in Mexiko-Stadt haben ein etwas anderes Mikrobiom als Menschen in Berlin-Mitte. Akkermansia ist nicht das eine Wunder-Bakterium für alle. Ihr Mikrobiom ist so individuell wie Ihr Freundeskreis – und genauso, wie Sie sich gute Freundinnen und Freunde aussuchen, können Sie sich auch gute und hilfreiche Darmbakterien einladen.

Darm an Hirn! Darm an Hirn!

Wir Menschen glauben gerne, wir hätten alles im Griff. Alles unter Kontrolle. Könnten mit Nachdenken und Disziplin unser Leben in die richtigen Bahnen lenken und steuern. Ein Stück weit stimmt das auch. Aber: Es gibt da jemanden, der ungefragt in unser Hirn hineinquatscht. Tatsächlich reden die Bakterien in unserem Darm direkt mit unserem Gehirn, und zwar über die sogenannte **Darm-Hirn-Achse**. Bestimmte Bakterien können sogar die Produktion von **Appetithormonen** wie Ghrelin und Leptin beeinflussen. Sie sind es also, die uns morgens um zwei Uhr in die Kammer treiben zum fast leeren Schokoglas, aus dem sich mit ein bisschen Geschick doch noch etwas herauslöffeln lässt, man soll ja auch nichts wegwerfen …

Was passiert da im Detail? Darmbakterien produzieren Signalmoleküle. Und die wirken auf die Zellen, die innen an der Darmschleimhaut sitzen. Diese Zellen geben daraufhin eine ganze Reihe von Hormonen ab:[58]

- **CCK** (Cholecystokinin): bremst den Appetit.
- **PYY** (Peptid YY): fördert das Sättigungsgefühl.
- **GLP**-1 (Glucagon-like Peptide-1): beeinflusst die Insulinfreisetzung und den Blutzuckerspiegel.
- **GIP** (Gastric Inhibitory Peptide): wirkt auf den Fettstoffwechsel und die Insulinsekretion.
- **5-HT** (Serotonin): ist beteiligt an Verdauung und Appetit.

Aus Mausstudien ist außerdem bekannt, dass ein gestörtes Mikrobiom die Hormone Leptin und Ghrelin, die für das Hunger- und Sättigungsgefühl verantwortlich sind, durcheinanderbringt. Wird das Mikrobiom wiederhergestellt, normalisieren sich diese Hormonspiegel – was zeigt, dass Darmbakterien eine direkte Rolle bei der Hormonregulation und beim Hungergefühl spielen.[59]

Konkret heißt das: Wie viel Hunger Sie verspüren, wie viel Speck Ihr Körper speichert (oder abwirft), wie stabil Ihr Blutzuckerspiegel bleibt (oder auch nicht) und wie viel Insulin ausgeschüttet wird, ist eben nicht nur eine Frage der »Kalorien«.

Es ist eine Frage, wie viele freundliche Kleinstlebewesen in Ihrem Darm zur Untermiete leben. Wie gesagt: Sie entscheiden, wer da leben darf. Und wie gut es allen geht, die da leben.

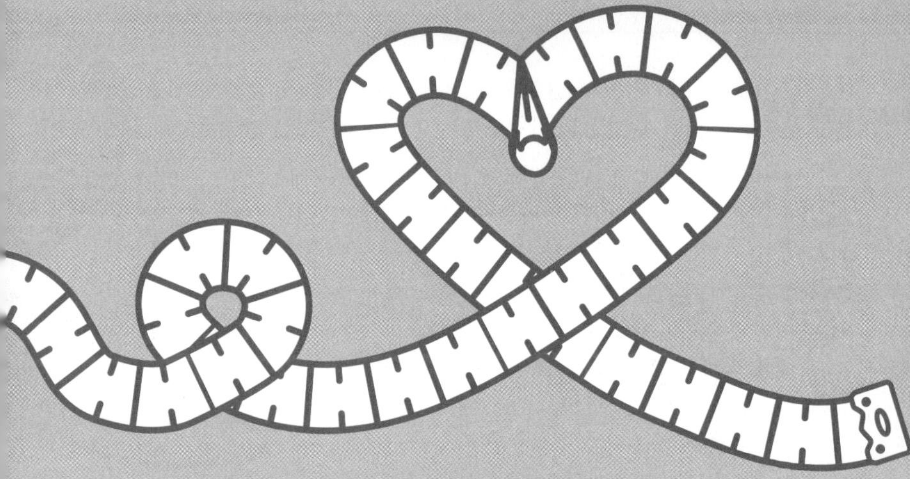

III

WEG MIT DEM SPECK

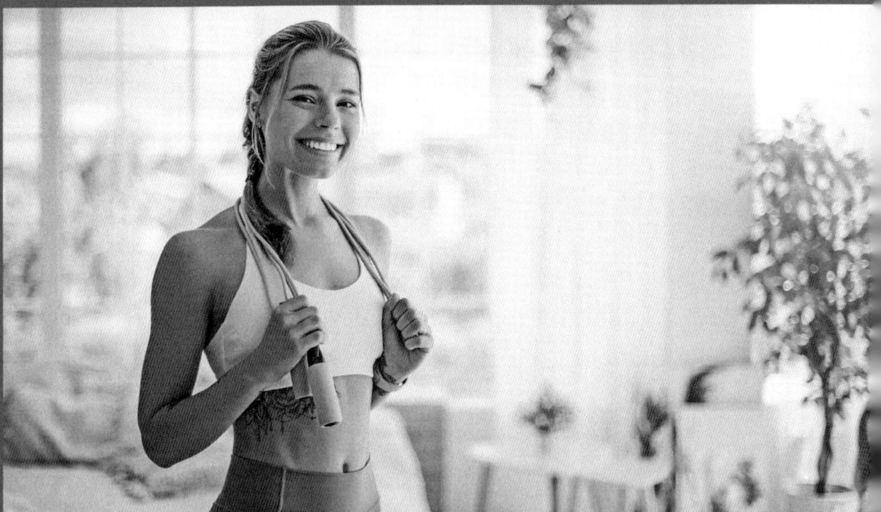

Abnehmen beginnt mit Klarheit: Warum geht das Gewicht nicht runter – trotz Mühe? Warum klappt es bei Männern oft schneller? Warum bleibt der Bauch, obwohl man sich »gesund« ernährt? Weil vieles von dem, was wir über Ernährung glauben, nicht stimmt. Weil sich Zucker tarnt, Fett zu Unrecht verteufelt wurde und Proteine unterschätzt werden. Weil dem Stoffwechsel Mikronährstoffe fehlen. Und weil wir oft gegen statt mit unserem Körper arbeiten. Wer Fett abbauen will, braucht Muskeln, die arbeiten. Bewegung, die etwas verändert. Gedanken, die nicht sabotieren. Und Pausen, in denen der Körper tun darf, was er kann: reparieren, verbrennen und regulieren. So verschwindet der Speck. Vielleicht nicht superschnell. Aber schließlich doch.

Warum der Jo-Jo-Effekt weiblich ist – und Männer mehr Nudeln essen können

Jeder von uns kennt diese Paare: Der Mann rank und schlank, die Frau eher nicht. Obwohl beide genau das Gleiche essen? Nein: *weil* beide genau das Gleiche essen. Der Stoffwechsel von Männern und von Frauen ist tatsächlich so unterschiedlich, dass das gleiche Essen für sie nicht das gleich richtige Essen ist. Die Bedürfnisse sind sehr unterschiedlich. Das hat die Natur aus gutem Grund so eingerichtet – und wir haben guten Grund, diese Unterschiede ernst zu nehmen. Also, liebe Leserinnen: Dieses Kapitel ist vor allem für Sie gedacht.

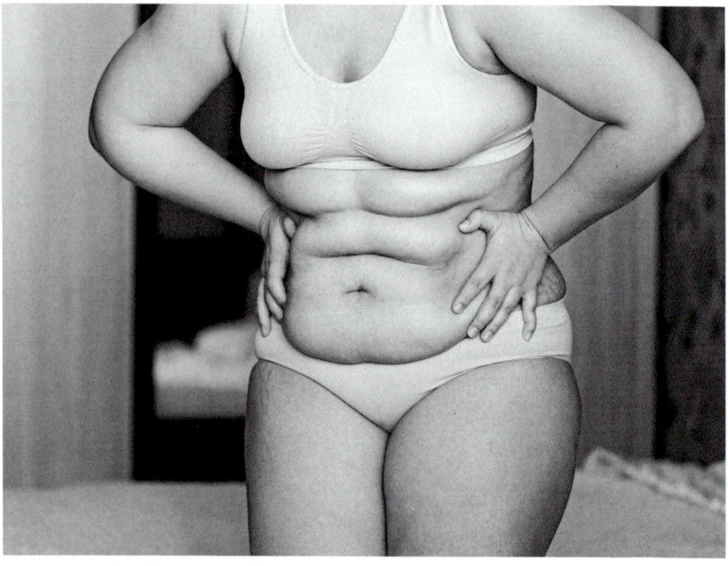

Frauen nehmen schwerer ab als Männer

Frauen haben es beim Abnehmen oft schwerer als Männer – und das liegt nicht nur an der Disziplin (oh nein!). Das liegt daran, dass der weibliche Körper im Verlauf der Evolution darauf optimiert worden ist, Energie möglichst sparsam zu verbrauchen, möglichst effizient als Speck zu speichern und sich auch in Notzeiten nicht davon zu trennen.[60] Für das Überleben der Spezies Mensch war und ist das durchaus sinnvoll: Schwangerschaft und Stillzeit überlebt eine Frau nur, wenn sie über Energiereserven verfügt. Das ist der Grund, warum die hormonellen und metabolischen Systeme bei Frauen besonders empfindlich auf Kalorienmangel reagieren. Der innere Schrei nach Essen bei Diät ist bei einer Frau also viel lauter als bei einem Mann. Während sie bei gleicher Aktivität weniger Kalorien verbraucht als er.

Warum dieser »innere Schrei« nach Essen? Für den Körper ist jede Diät eine Hungersnot. Bei Frauen sinkt in dieser Situation das Ich-bin-satt-Hormon Leptin drastischer als bei Männern. Gleichzeitig produziert der Körper mehr vom Hungerhormon Ghrelin, das den Drang zum Essen hochtreibt. Die Folge: Der Appetit steigt, gleichzeitig sinkt der Grundumsatz. Der Körper beginnt also, Kalorien zu sparen. Er stellt um auf »Notfallmodus«. Wenn Frauen mit viel Gewicht sagen: »Ich esse weniger als meine normalgewichtige Freundin!«, dann kann das durchaus so sein. Vor allem, wenn die Freundin mit mehr Muskelmasse durchs Leben spaziert und ohnehin einen verschwenderischen Stoffwechsel hat.

Männer haben von Natur aus mehr Muskelmasse als Frauen und verbrauchen dadurch auch im Ruhezustand mehr Kalorien (Stichwort »Grundumsatz«: Das ist die Energie, die der Körper verbraucht, selbst wenn man gar nichts tut). Ihr Körper reagiert außerdem weniger empfindlich auf ein Kaloriendefizit: Leptin und Ghrelin schwanken bei einer Diät nicht so drastisch. Außerdem ärgern sich Männer nicht jeden Monat mit Hormonschwankungen herum, die ganz wesentlich das Hungergefühl beeinflussen und auch, wie der Körper Fett einlagert. Und ihr typisches Männerhormon – Testosteron – hilft ihnen (auch ohne Training, beim Herumsitzen) zusätzlich dabei, noch mehr Muskeln aufzubauen, die dann noch mehr Energie verbrauchen. Deshalb ist die Sache mit dem Abnehmen so ungerecht verteilt:

- Männer auf Diät leiden weniger unter dem »inneren Schrei« nach Essen
- Männer nehmen tendenziell schneller ab (weil das viszerale Bauchfett so stoffwechselaktiv ist)
- Sie neigen dann auch noch seltener zu einem raschen Wiederanstieg des Gewichts

Männer sind fürs Abnehmen geboren. Frauen eher nicht.

Nach jeder Diät befindet sich der Frauenkörper hormonell in einer potenziell tödlichen Hungersnot und setzt alles daran, den verlorenen Speck schnell und gründlich wieder aufzufüllen. Folgt eine Diät auf die andere, heißt das für den Körper, dass da draußen offenbar eine entsetzliche Katastrophe die nächste jagt und dass man diese schlimmen Zeiten nur überlebt, wenn man an möglichst vielen Körperstellen möglichst viel Speck versteckt.

Und schon schwingt er rauf, runter, rauf und noch mehr rauf: der Jo-Jo-Effekt. Wie oft habe ich gehört, dass der Jo-Jo-Startschuss schon in der Kindheit gefallen ist: mit neun oder zehn Jahren. In der frühen Pubertät also. So wurden normalgewichtige Mädchen, die irgendein dahergelaufener Arzt oder Onkel irgendwann für zu pummelig hielt (»Ja mei! Is des a Trumm gword'n!«), stoffwechselmäßig aus der Bahn geworfen. Schon versuchen diese Mädchen, sich auf ein vermeintlich normales Gewicht runterzuhungern. Und schleppen dann als Erwachsene 100 Kilo und mehr durchs Leben. Mit den entsprechenden Folgen für Herz, Hirn und Selbstbewusstsein.

Das müsste alles nicht sein! Statt unschuldige Kinderkörper lächerlich zu machen, sollte man ihnen nur Gutes zu essen kochen und ihnen dies und das zum Thema Ernährung erklären. Und ansonsten jedes Mädel mit höchstem Respekt behandeln – und nicht nur so solche, die in die schmale Schublade mit der Aufschrift »Prinzessin« passen. (Mei! In welchem Jahrhundert leben wir denn …)

Weiblicher Speck tickt anders

»Man soll nicht Äpfel mit Birnen vergleichen«, heißt es in der Mathematik. Das Gleiche gilt für die Medizin: Frauen haben mehr subkutanes Fett, Männer mehr viszerales Fett. Frauen lagern Fett vor allem unter der Haut an Po, Hüften und Oberschenkeln (»Birnentyp«). Männer speichern mehr viszerales Fett im Bauchraum (»Apfeltyp«). Dieses wird zwar schneller entzündlich, kann aber auch schneller abgebaut werden. Das bedeutet: Männer sehen schneller Erfolge auf der Waage, weil ihr Fettgewebe anders funktioniert. Weil subkutanes Fett langsamer mobilisiert wird, dauert das Abspecken bei Frauen also automatisch länger. Das ist von der Natur so vorgesehen und somit völlig normal – es ist kein Zeichen dafür, dass etwas »nicht funktioniert«.

Östrogen macht weibliche Fettzellen empfindlicher für Insulin. Das hat zur Folge, dass Frauen im Normalzustand Nährstoffe effizienter speichern und weniger freie Fettsäuren freisetzen. Das wirkt sich zwar positiv auf den Blutzucker aus, kann aber den Fettabbau erschweren. Beim Abnehmen ist das von Nachteil: Der weibliche Körper »klammert« sich stärker an seinen Speck. In der zweiten Zyklushälfte, wenn der Östrogenspiegel sinkt, speichert der weibliche Körper mehr Fett. Das kann das Abnehmen erschweren und sollte bei der Planung von

Diät und Sport berücksichtigt werden. In der zweiten Zyklushälfte können eine leicht erhöhte Kalorienzufuhr und mehr Magnesium helfen, hormonbedingte Schwankungen auszugleichen. Wenn nach den Wechseljahren der Östrogenspiegel sinkt, wächst schnell ein Bäuchlein – und schon steigt das Risiko für Insulinresistenz und Entzündungen. Deshalb sind in diesem Lebensabschnitt Omega-3-Fettsäuren, viel Gemüse, viel Protein, Bewegung, ausreichend Schlaf und Stressmanagement besonders wichtig. Was Sie unbedingt auch noch wissen sollten:

Beim Training verbrennt der weibliche Körper bevorzugt Fett, während Männer schneller Glykogen (ihre Kohlenhydratspeicher) anzapfen. Das heißt konkret: Um gezielt Körperfett zu reduzieren und den Insulinspiegel stabil zu halten, profitieren Frauen besonders von Krafttraining, kombiniert mit moderatem Ausdauertraining. Das steigert die Muskelmasse und verbessert langfristig die Fettverbrennung.

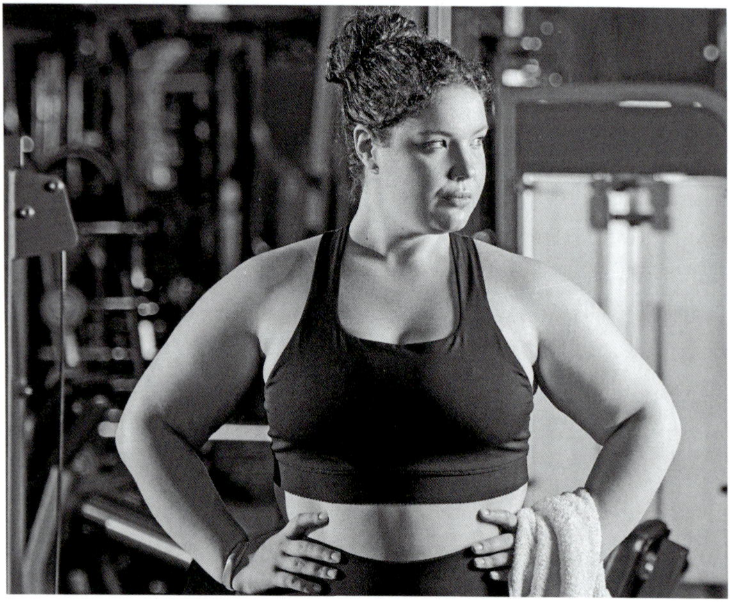

Und dann kommt auch noch die Menopause

Die Zeit vor der allerletzten Regelblutung ist für viele Frauen stressig – wie **Pubertät, nur rückwärts**. Sie merken: Ich schlafe schlechter. Mir wächst hier ein Barthaar. Mir wächst da eine Rolle am Bauch. Ich fühle mich aufgeschwemmt. Dabei esse ich genau wie vorher.

Ein Grund dafür ist der sinkende **Progesteronspiegel**. Weniger Progesteron bedeutet: weniger Tiefschlaf, häufigeres Aufwachen und weniger Erholung. Fehlt das Hormon, lagert der Körper mehr Wasser ein. Die Waage steigt, aber nicht wegen Fett. Das weiß die Waage allerdings nicht.

Wenn dann auch noch das **Östrogen** zurückgeht, hat das ganz andere Auswirkungen. Es macht die Zellen nämlich sensibel für Insulin, das Hormon, das Zucker aus dem Blut in die Zellen bringt. Weniger Östrogen bedeutet also weniger Insulinempfindlichkeit. Das Ergebnis: Der Zucker bleibt im Blut, der Insulinspiegel steigt – und das bedeutet mehr Fettspeicherung. Besonders dort, wo Frauen es am wenigsten wollen: eben am Bauch.

Hinzu kommt, dass sich das Verhältnis zu den **Androgenen**, also den »männlichen« Hormonen, verschiebt. Diese sind nicht plötzlich im höheren Maße vorhanden, aber sie sind dominanter, weil das Östrogen weniger geworden ist. Und was machen Androgene? Sie fördern den Appetit, verlagern Fett in die Bauchregion und beschleunigen den Muskelabbau. Genau das, was man jetzt nicht gebrauchen kann. Denn Muskeln sind Ihre inneren Kalorienkraftwerke: Je weniger davon vorhanden sind, desto langsamer ist der Stoffwechsel.

Als wäre das nicht schon genug, kommen auch noch Hitzewallungen hinzu. Und die stören – genau – den **Schlaf**. Wer nicht gut schläft, produziert mehr Cortisol, das Stresshormon. Cortisol lagert gerne Fett ein, baut Muskeln ab und macht Appetit – am liebsten auf schnelle Kohlenhydrate. Der Körper will sich trösten und schreit nach Snacks. Und das alles hilft beim Abnehmen eher nicht.

Warum ich Ihnen das alles verrate? **Damit Sie ein bisschen geduldiger mit sich sind. Ein bisschen freundlicher.**

Damit Sie sich beim Thema Ernährung nicht in einen Krampf hinein-diäten, sondern sich auf Gesundheit, Wohlbefinden und Freude am Essen konzentrieren. Damit Sie sich nicht in einen Krampf hineintrainieren, sondern schauen, dass Sie sich zwar viel bewegen, aber vor allem mit viel Freude.

Weil es um Sie geht.

Sie sind jetzt dran!

Ernährung: der Schlüssel zur Fettverbrennung

Logisch: Wer kaum Hunger hat, kommt leicht mit zwei, drei Mahlzeiten am Tag aus. Snacks? Braucht man dann nicht. Menschen auf Diät geht es anders. Die haben Hunger, Hunger, Hunger! Ihr Hunger zwingt sie, das Nächstbeste in sich hineinzustopfen. Dann kommen die Selbstzweifel: »Bin ich zu schwach? Nicht diszipliniert genug?« Und dann: »Wenn doch der Hunger nicht wäre, könnte ich abnehmen.« Stimmt!

Proteine: Nein, man muss nicht hungern

Was viele nicht wissen: **Proteine knipsen das Hungergefühl aus.** Sie machen pappsatt. Proteine heißt Fleisch, Fisch, Eier. Heißt Käse, Kichererbsen, Quark. Wer will: Protein-Konzentrat (Pulver).

Was viele auch nicht wissen: Es gibt einen zweiten einfachen Weg, um Heißhunger zu reduzieren: **kurzkettige Fettsäuren**. Sprich: Propionsäure. Sie erhöht das Sättigungsgefühl. Propionsäure führt zur vermehrten Ausschüttung der beiden Darmhormone PYY und GLP-1. Steigt ihre Konzentration im Darm an, fühlen Sie sich satt. Was ist jetzt das? Wie kommt man da dran? **Ganz einfach: Pflanzen!** Zum Beispiel Brokkoli, Paprika, Zwiebeln, Gurken, Kohl und Karotten. (Sie merken schon: Ich versuche das Wort »Gemüse« zu vermeiden, um Sie nicht zu verschrecken …)

Jedenfalls bauen Ihre Darmbakterien daraus Propionsäure. Diese mindert den Hunger. Sie wirkt im Darm auch heilend, stärkt das Immunsystem und wirkt neurodegenerativen Erkrankungen wie Demenz und Parkinson entgegen. Entspannt leben und schlank werden kann so einfach sein, wenn wir lernen, die Natur richtig zu nutzen. Das glauben Sie nicht? Dann glauben Sie vielleicht den Damen und Herren aus der Forschung:

- Mehrere Studien belegen, dass **Eiweiß der sättigendste aller Makronährstoffe** ist – stärker als Kohlenhydrate oder Fett. Proteinreiche Mahlzeiten aktivieren die körpereigenen Sättigungshormone GLP-1 und Cholecystokinin (CCK) und senken gleichzeitig das Hungerhormon Ghrelin.[61]
- In der PREVIEW-Studie mit über 2000 Teilnehmenden zeigte sich: Menschen, die sich langfristig proteinreich und kohlenhydratreduziert ernährten, verspürten über einen Zeitraum von drei Jahren **weniger Hunger – selbst ohne strenge Diätphase**.[62]
- Beim Abnehmen geht oft nicht nur Fett, sondern auch Muskelmasse verloren – und damit sinkt der Energieumsatz. Eine eiweißreiche Ernährung schützt das fettfreie Gewebe und hilft, den Grundumsatz zu erhalten. **So wird der »Diät-Einbruch« verhindert und dauerhafte Erfolge werden wahrscheinlicher.** Und das alles ohne »Nierenschäden«.[63]

Wenn Sie jetzt denken: »Klingt gut mit den Proteinen, aber wie viel braucht mein Körper eigentlich?«, dann lohnt sich ein Blick auf den sogenannten Grundumsatz. Denn dieser verrät Ihnen, wie viel Energie Ihr Körper im Ruhezustand verbraucht, also bevor Sie sich überhaupt bewegt haben.

Kennen Sie Ihren Grundumsatz?

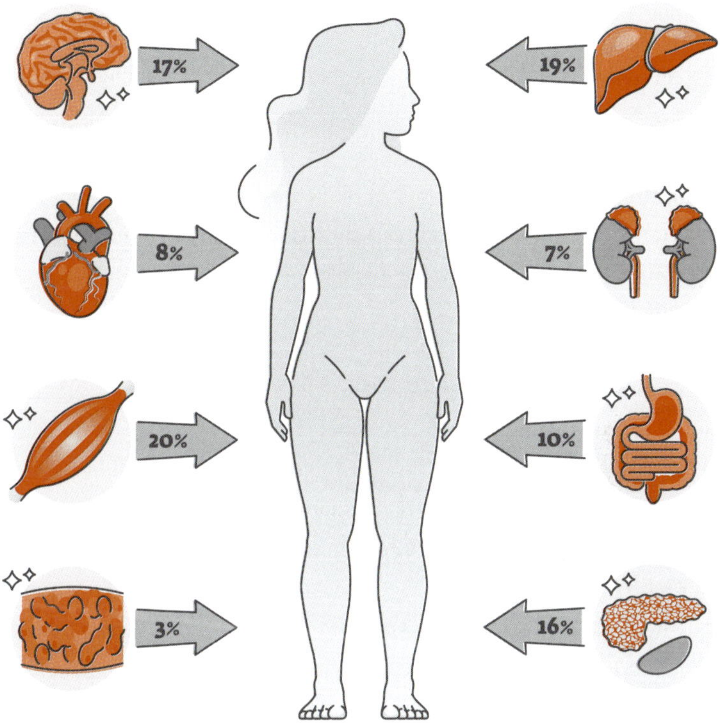

Der Grundumsatz (auch Ruheenergiebedarf genannt) beschreibt die Energiemenge, die der Körper im Ruhezustand benötigt, um lebenswichtige Funktionen wie Atmung, Herzschlag, Hirnaktivität und Körpertemperatur aufrechtzuerhalten – und das ohne Bewegung, Verdauung oder Stress.

Er macht etwa 60 bis 70 Prozent des gesamten Kalorienverbrauchs aus und ist damit eine wichtige Grundlage, um das eigene Gewicht zu verstehen und gezielt zu beeinflussen. Weil wir hier einen (wenn auch nur groben) Hinweis finden, was für jeden von uns »normal« ist. Leider ist es nämlich nicht normal, dafür ein gesundes Gefühl zu haben.

In der Praxis begegnen einem jedenfalls regelmäßig beide Extreme: die Menschen, die schon als Kinder glaubten, ein Abendessen aus zwei bis drei Schüsseln zuckrigen Cornflakes plus einer Tüte Chips plus zwei Tafeln Schokolade plus Käsebrot sei das, was ihr Körper eben braucht. (Und dann mit 160 Kilogramm in die Klinik gehen.) Auf der anderen Seite gibt es dann diejenigen (vor allem Frauen), die meinen, ein halber Müsliriegel sei eine üppige Tagesration (und dann mit 38 Kilo in die Klinik gehen).

Hier also ein grober Überblick, welche Organe im menschlichen Körper wie viel Ihrer gegessenen Energie verbrauchen, auch wenn Sie nur auf dem Sofa sitzen:

- **Leber:** Sie ist sehr stoffwechselaktiv und zuständig für Entgiftung, Eiweißsynthese und Glukoseproduktion.
- **Gehirn:** Trotz seiner geringen Masse hat es einen extrem hohen Energiebedarf durch seine konstante neuronale Aktivität.
- **Muskulatur:** Auch in Ruhe aktiv; je mehr Muskelmasse, desto höher der Grundumsatz.
- **Herz:** daueraktive Pumpe mit konstantem Energiebedarf – hohe Stoffwechselrate pro kg.
- **Nieren:** wichtige Filterfunktion, hoher Energieumsatz pro Masseeinheit.
- **Fettgewebe:** Die Stoffwechselaktivität ist gering, bei großer Masse jedoch nicht unbedeutend.
- **Restgewebe** (zum Beispiel Haut, Darm, Knochen): Zusammen machen sie etwa 10 bis 15 Prozent des Energieverbrauchs aus.

Wie berechnet man den Grundumsatz? Die gängigste Formel ist die **Mifflin-St. Jeor-Formel**, weil sie einfach und ziemlich genau ist:

Für Männer:
Grundumsatz (kcal/Tag) = 10 × Gewicht (kg) + 6,25 × Größe (cm) – 5 × Alter (Jahre) + 5

Für Frauen:
Grundumsatz (kcal/Tag) = 10 × Gewicht (kg) + 6,25 × Größe (cm) – 5 × Alter (Jahre) – 161

Beispiel: Frau, 30 Jahre alt, 65 kg, 170 cm
10 × 65 + 6,25 × 170–5 × 30–161 = 650 + 1062,5–150–161 = **1401,5 kcal pro Tag**

Hinzu kommt Ihr Aktivitätsniveau: Der Gesamtumsatz ergibt sich aus dem Grundumsatz plus dem, was Sie durch Bewegung, Verdauung und Muskelarbeit zusätzlich verbrauchen. Dazu multipliziert man den Grundumsatz mit dem sogenannten PAL-Wert, also dem Aktivitätsfaktor.

- Büroarbeit, wenig Bewegung: 1,4–1,5
- Viel stehen, Haushalt: 1,6–1,7
- Sportlich aktiv, viel Bewegung: 1,8–2,0

Beispiel von oben bei PAL 1,5: ~ 2100 kcal/Tag

Warum das wichtig ist: Wer abnehmen will, muss wissen, **wie viel Energie der Körper wirklich braucht** – und darf nicht zu stark daruntergehen. Dass ein moderates Kaloriendefizit von 12 bis 15 Prozent ausreicht, um **gesund und nachhaltig Gewicht zu verlieren**, um sogar den Stoffwechsel auf Fettverbrennung umzustellen (falls er es gewöhnt ist, hauptsächlich Zucker zu verbrennen), wissen wir aus der großen US-amerikanischen CALERIE-Studie.[64] Hier sollten ausgewählte Erwachsene zwei Jahre lang auf 25 Prozent ihrer Kalorien verzichten. Sie schafften aber nur 14 Prozent. Und nahmen trotzdem ab. Und zwar vor allem: Speck.

- 68,4 Prozent des Gewichtsverlusts waren subkutanes Fett
- 7,4 Prozent viszerales Fett
- 2,2 Prozent intermuskuläres Fett
- 17,2 Prozent waren Muskelmasse

Und das ist der Punkt, der mich aufhorchen lässt. Mehr als 17 Prozent Muskeln verloren? Bei einer Diät? Das passiert nur, wenn man sich nicht genug mit dem Material auseinandergesetzt hat, aus dem Muskeln bestehen. Muskeln bestehen nämlich nicht aus Kalorien, sondern aus Protein. Eiweiß! Siehe oben!

Gesund essen heißt klug investieren – statt »Kalorien sparen«

Wenn ich den Satz »Sie müssen nur weniger Kalorien essen, als Sie verbrauchen« noch einmal höre, bekomme ich Ausschlag. Kalorie ist doch nicht immer gleich Kalorie!

Nur mal zum Vergleich: 100 Kalorien Bonbons oder 100 Kalorien Quark. Gleiche Zahl, völlig andere Wirkung. Die Bonbons jagen den Blutzucker in die Höhe, lassen Insulin explodieren und schicken damit die Fettverbrennung in den Keller, während der Quark satt macht und beim Aufbau von Muskeln hilft.

Und genau da ist der springende Punkt, denn Proteine bestehen aus

Aminosäuren und ohne Aminosäuren funktioniert nichts: keine Muskelmasse, kein funktionierendes Immunsystem, keine Hormone, keine Enzyme, keine Energie.

Dazu kommt, dass Eiweiß beim Verdauen selbst Energie verbraucht. Dieser Effekt wird als »thermischer Effekt der Nahrung« bezeichnet. Während Fett und Zucker ziemlich faul durch den Stoffwechsel flutschen, arbeitet der Körper bei der Verarbeitung von Eiweiß auf Hochtouren und verbrennt dabei gleich mehr Kalorien.

Dann wird es auch noch hormonell spannend: Kohlenhydrate, insbesondere Zucker und Stärke, treiben Ihren Insulinspiegel in die Höhe und blockieren die Fettverbrennung. Eiweiß dagegen bringt die »Sattmacher-Hormone« wie Leptin und GLP-1 auf Trab und hilft dabei, automatisch weniger zu essen, ohne zu hungern.

Deshalb bitte: Wenn Sie schon unbedingt sparen wollen, dann sparen Sie bitte nicht Kalorien, sondern Carbs. Kohlenhydrate. Zucker. Ansonsten ist es wie auf der Bank: **Vom Sparen wird man nicht reich. Vom Investieren wird man reich. Investieren Sie also in Proteine. In gesunde Fettsäuren. In Vitalstoffe. Davon haben Sie langfristig am meisten.**

Fett macht glücklich …

… wenn, ja wenn Sie's verbrennen. Und den Speck nicht wie üblich ablagern. Dies zu verstehen, würde die Menschen nicht nur von überflüssigen Pfunden befreien, sondern auch ihre Mundwinkel nach oben ziehen.

Über Jahrzehnte hat uns die Lebensmittelindustrie weisgemacht, dass Fette schuld an unserem hohen Körpergewicht sind. Es entstanden Light-Produkte. Viele haben das angebliche Fettproblem so verinnerlicht, dass sie automatisch das Fett vom Schinken oder vom Krustenbraten abschneiden. Und was ist in all den Jahren der Light-Produkte und Low-Fat-Initiativen passiert? Im Durchschnitt ist die Bevölkerung dicker geworden.

Das ist kaum verwunderlich, denn Fett ohne Sättigungsbeilage (Kohlenhydrate) führt nicht zu überhöhtem Körpergewicht. Im Gegenteil: Wir brauchen sogar Nahrungsfette, um unsere Fettpölsterchen abzubauen. Fett ist lebenswichtig. Ohne die richtigen Fettsäuren werden wir krank. Fett steigert zudem die sportliche Leistungsfähigkeit.

Zehn, zwanzig oder mehr Kilometer am Stück zu laufen, ist für viele ein Genuss. Für viele, die das regelmäßig tun, ist das ein Genuss. Es fühlt sich einfach gut an. Das gelingt besonders einfach, wenn der Großteil der hierfür benötigten Energie aus Fetten und nicht aus Glucose beziehungsweise dem gespeicherten Glykogen gewonnen wird.

Eine große Portion Nudeln am Vorabend und ein üppiges Müsli zum Frühstück vor einem langen Lauf führen genau zum gegenteiligen Effekt. Der Insulinspiegel ist dann hoch, die Glykogenspeicher voll; man fängt an zu laufen, verbrennt Energie aus Glucose und Glykogen. Dann sind die Speicher irgendwann leer und man kann nicht mehr. Ganz plötzlich. Im Marathon heißt das »der Mann mit dem Hammer«.

Das passiert nicht, wenn man sich Low Carb ernährt. Dann bleibt der Insulinspiegel relativ niedrig. Der Transport der Fette in die Mitochondrien wird nicht durch Insulin blockiert. Zur Energieherstellung werden größtenteils Fettsäuren genutzt. Bei Fettsäuren gibt es kein Nachschubproblem. Fett für einen langen Lauf hat jeder genug. Es gibt keinen Leistungseinbruch. Freude pur. Ach ja … und für das Wort »Marathon« können Sie gerne »Alltag im Job« oder »Alltag mit drei Kindern« einsetzen. Dann wird es spannend!

»Braucht Fettverbrennung Fett?«

Das fragen Sie mich. Meine Antwort: »Ja – und nein.« Hier geht es um den Unterschied zwischen Theorie und Praxis. Denn eigentlich lautet Ihre Frage: »Muss ich wirklich 60 oder sogar 80 Prozent Fett essen, um in die Ketose zu kommen und Fett zu verbrennen?«

Und hier ist die klare Antwort: Nein, das müssen Sie nicht. Bitte nicht! Denn es ist ganz einfach: Ein Mensch mit hohem Körpergewicht trägt das Fett doch schon bei sich. Er muss es nicht noch zusätzlich essen! Tut er es doch, dann verbrennt der Körper zuerst das frisch zugeführte Fett. Und nicht den Bauchspeck! Was heißt das in der Praxis?

- Wenn Sie eine »Wampe« herumtragen und dann zusätzliches Fett essen, **wird zuerst dieses frisch gegessene Fett verbrannt**.
- Wenn Sie **kein extra Fett** essen und auch **keine Kohlenhydrate** mehr zu sich nehmen, **gelangt der gespeicherte Speck in den Blutkreislauf und wird verbrannt**. Ziel erreicht.
- Wenn Sie allerdings zusätzlich doch wieder Kohlenhydrate essen, dann werden die frei schwimmenden Fettsäuren wieder eingelagert. Dann bleibt der Speck.

Anders ist es bei den Dünnen: Wer schlank ist und sehr sportlich lebt, braucht natürlich Fett. Denn wer keine Vorräte hat, muss täglich nachlegen – je nach Trainingspensum mehr oder weniger. Der braucht dann auch kein extra Fett für die Ketose. Das interessiert ihn gar nicht. Der braucht Fett, um Leistung zu bringen. Keine Magie, reine Logik. Ganz normale Biochemie.

Wie das Fett aus den Zellen fließt

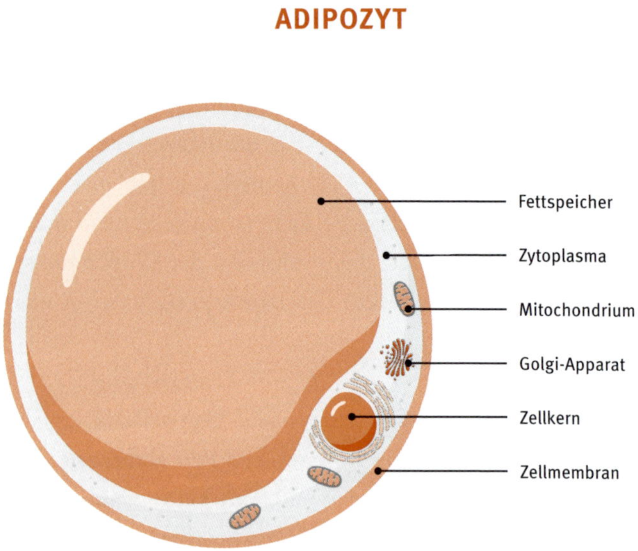

Wenn Sie weniger essen oder sich mehr bewegen, sinkt Ihr Insulinspiegel. Gleichzeitig steigt der Anteil der fettabbauenden Hormone Adrenalin, Noradrenalin und Glucagon. Diese Hormone geben der Fettzelle das Signal, Energie freizugeben.

In der Fettzelle wird das gespeicherte Fett – sogenannte Triglyceride – daraufhin durch Enzyme wie die hormonsensitive Lipase in zwei Bestandteile zerlegt: freie Fettsäuren und Glycerin.

Die freien Fettsäuren verlassen die Fettzelle und werden, an das Transportprotein Albumin gebunden, über das Blut zu Muskeln, Herz oder Leber transportiert. Dort werden die freien Fettsäuren in den Mitochondrien der Zellen zu Energie verbrannt. Dabei entsteht Kohlendioxid, das Sie ausatmen.

Das Glycerin wandert zur Leber und wird dort weiterverwertet, beispielsweise zur Zuckerherstellung.

Wichtig: Damit dieser Prozess in Gang kommt, muss der Insulinspiegel niedrig sein, denn Insulin blockiert den Fettabbau.

Zucker versteckt sich überall

Bitte nicht nachmachen! Was jetzt kommt, erzähle ich Ihnen nur aus Gründen der Vollständigkeit: Unsere ehrwürdige *Deutsche Gesellschaft für Ernährung* empfiehlt, dass wir bitte nicht mehr als 10 Prozent unserer täglichen Energiezufuhr aus freien Zuckern beziehen sollten. Für einen Erwachsenen mit einem Energiebedarf von rund 2000 Kilokalorien pro Tag sind das also 50 Gramm Zucker (!). Dieser könnte sich also summieren aus Zucker, der den Lebensmitteln und Getränken extra zugesetzt wird (Haushaltszucker, Glukose-Fruktose-Sirup, Maltodextrose und so weiter), außerdem aus den Zuckern, die natürlich vorkommen in Honig, Fruchtsäften oder (pardon:) Süßungspampe wie Agavendicksaft. Der Zucker, der natürlicherweise in (über)süßem Obst wie Bananen oder (Ersatz-)Milchprodukten enthalten ist, wird gar nicht mitgezählt. 50 Gramm also![65]

Der Weltgesundheitsorganisation WHO ist das zu viel. Sie rät zu einer Reduktion der täglichen Energiezufuhr um 5 Prozent. Also etwa 25 Gramm Zucker pro Tag. Das wäre dann gesundheitlich vorteilhaft.[66] Moment: vorteilhaft? Und warum wird die ganze Welt dann immer dicker, immer schwerer?

Der Mensch überlebt auch ohne Energydrinks

Der Mensch braucht an Zucker – nichts. Null. Gar nichts. Das ist eine Frage der Logik, weil im Laufe der Evolution kein Kiosk zur Verfügung stand, kein Süßkramregal im Supermarkt, kein Honig aus der praktischen Spenderflasche und kein Energydrink, bei dem die Industrie es fertiggebracht hat, in einer Dose allein schon 50 Gramm Zucker zu versenken. (Rechnen Sie mal die Gewinnspanne aus: Wie viel kosten 50 Gramm Zucker? Wie viel eine Dose Energydrink?)

Fakt ist: Die Menschheit hat seit Jahrtausenden überlebt, ohne ständig Zucker im Überfluss verfügbar zu haben. Honig und Früchte gab es nur selten – und sie waren längst nicht so süß wie heutige Züchtungen. Das Gehirn braucht keinen Zucker. Es baut sich seine Energie problemlos aus Pflanzen, aus Wurzeln, aus Nüssen und Samen, aus Fisch und Fleisch. In Dosen gefüllte Zuckermonsterenergie braucht es zum Überleben evolutionär nicht. (Auch wenn es sich für manche Menschen

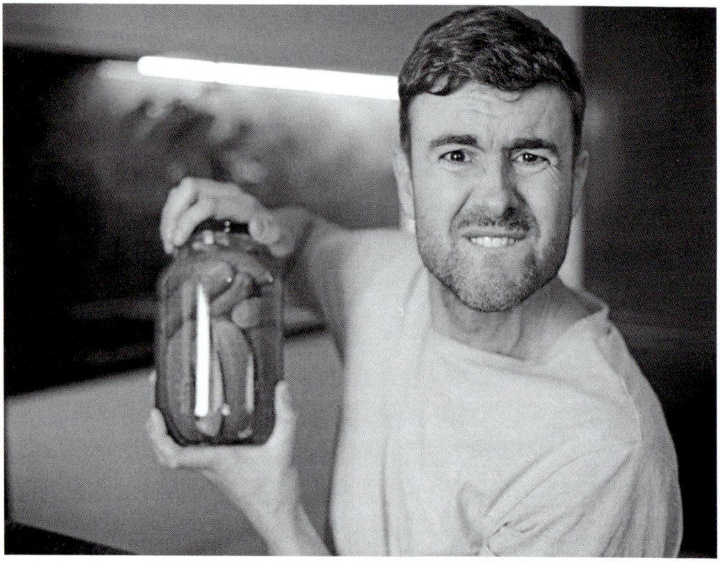

so anfühlt.) Mit Zucker gestreckte Gewürzgurken auch nicht. Die verkauft man uns aber.

In modernen Lebensmitteln steckt mehr Zucker, als man denkt – und zwar eben nicht nur in Kuchen und Limonade (da rechnet man ja damit), sondern auch in Pizza, Zwieback oder eben Gewürzgurken. Dieses Extra an Zucker rechnen viele von Ihnen nicht mit ein. Kein Wunder, dass das Abnehmen dann oft nicht funktioniert. Was tun?

Zucker austauschen? Bringt weniger, als man denkt

Keinen Zucker zu essen, stattdessen aber etwas anderes, das genauso süß schmeckt, im Körper aber nicht wie Zucker funktioniert – diese Idee erinnert an die Schwäbischen Maultaschen. Die heißen im Volksmund »Herrgottsbescheißerle«, weil Mönche im Kloster Maulbronn auf die Idee kamen, klein gehacktes Fleisch und Gemüse in der Fastenzeit vor dem lieben Gott zu verstecken, indem sie es in Nudelteig einwickelten. Ob man den lieben Gott so leicht an der Nase herumführen kann? Tja. Wenn wir nun dem eigenen Körper Zucker geben und gleichzeitig so tun, als sei das gar kein Zucker (sondern »gesund!«), dann funktioniert das auch nur halb gut:

- **Honig** enthält zwar ein paar Mikronährstoffe, er ist aber dennoch Zucker.
- **Agavendicksaft und Ahornsirup** klingen zwar natürlich, bestehen aber ebenfalls überwiegend aus Zucker, insbesondere aus Fruktose. Und diese wird vom Körper besonders leicht in Fett umgewandelt. Das war evolutionsbiologisch sinnvoll: Im Herbst (viele Früchte) packte sich der Körper Speck auf die Hüften, damit er im Winter (wenig zu essen) nicht verhungerte. Dieser Mechanismus half der Menschheit überleben, heute macht er uns dick.

- **Xylit und Erythrit** gehören zur Gruppe der Zuckeralkohole. Sie schmecken süß, liefern weniger Kalorien und sind zum Backen geeignet. Allerdings haben sie Nebenwirkungen: In höheren Mengen drohen Blähungen oder Durchfall.
- **Sucralose und Aspartam** sind synthetische Süßstoffe. Achtung beim Erhitzen: Sucralose kann sich beim Backen zersetzen und dabei potenziell ungesunde Stoffe bilden. Aspartam ist für Menschen mit Phenylketonurie tabu.

Was heißt das nun praktisch? Hilft das beim Abnehmen? Bei manchen ja, aber es gibt einen Fallstrick: Genau, wie bei manchen Menschen koffeinfreier Kaffee den Puls hochtreibt, ist es auch möglich, dass Zuckeraustauschstoffe den Schalter umlegen, auf: »Das ist süß! Ich will mehr!« Weil diese Reaktion im Gehirn durch Tausende Wiederholungen so tief einprogrammiert ist. Kurz: Zuckerersatz ist nicht automatisch besser. Besser ist es, den süßen Geschmack insgesamt zu »entlernen«. Was sich für manche von Ihnen anfühlt wie eine Fahrt durch die Vorhölle. Unbeschreiblich. Wie Alkoholentzug. Was dann passiert, hat Ernährungsmediziner Stefan Kabisch in der *Süddeutschen Zeitung* einmal schön auf den Punkt gebracht:[67]

> »Das Bedürfnis nach Süßem lässt schon nach zwei bis drei Wochen nach. Das merkt man gerade oft daran, dass etwas Süßes **plötzlich ekelhaft süß** schmeckt. Man will es eigentlich gar nicht mehr essen. Biologisch hat das einen sehr wichtigen Effekt: **Das Gewicht und der Blutzucker werden sinken.**«

Was Sie über Zucker nicht hören wollten und trotzdem wissen sollten

Zucker ist ein Stoffwechselstörer. Er sorgt für schnelle Blutzuckerspitzen, steigert das Verlangen nach mehr und bringt langfristig das hormonelle Gleichgewicht, den Fettstoffwechsel und sogar das Gehirn aus der Balance. Es ist vor allem Zucker pur (Limo, Smoothie und so weiter) und Zucker in Kombination mit schnell verfügbaren Fetten (Fast Food), der dick macht.

Zu Blutzucker- und Insulinspitzen kommt es besonders bei industriell verarbeiteten Kohlenhydraten wie Weißmehl, Fruktose und Haushaltszucker. Diese Spitzen fördern: Insulinresistenz, Fettleber, chronische Entzündung und damit auch Typ-2-Diabetes und Adipositas.

Flüssiger Zucker in Softdrinks oder Fruchtsäften wird besonders schnell aufgenommen und treibt die tägliche Energieaufnahme in die Höhe – oft, ohne dass wir es bemerken.

Fruktose ist immer in Fruchtsäften, Smoothies und Fruchtpürees vorhanden – die deshalb weniger gesund sind, als die Werbung erzählt. Sie wird direkt in der Leber verstoffwechselt. Dort führt sie zu vermehrter Fetteinlagerung, Insulinresistenz und Leptinresistenz (der Mensch wird nicht mehr satt).

Ersetzen Sie Zucker durch komplexe Kohlenhydrate aus Hülsenfrüchten und Gemüse, wirkt dies sättigend, stabilisiert den Blutzucker und liefert Ballaststoffe für das Mikrobiom (das Ihnen dann auch noch gute Laune schenkt). Ein gesundes Maß an **Eiweiß** und **ungesättigten Fettsäuren** verbessert messbar Insulinempfindlichkeit, Blutzucker und Blutfett – und stellt Ihr Leiden ab: **Heißhunger OFF.**

Wer abspecken will, braucht Eisen und Co.

Wie schon erwähnt: Hunger wird nach allgemeinem Verständnis ausgelöst durch Mangel an Kohlenhydraten und durch Mangel an Protein. Hunger wird aber auch ausgelöst durch einen Mangel an Mineralstoffen, Spurenelementen und Vitaminen. Das ist ein Grund dafür, dass eigentlich mangelernährte Menschen (denen also Eisen fehlt, Vitamin D und so weiter) mehr Kalorien konsumieren; dass diese eigentlich mangelernährten Menschen stärker dazu neigen, adipös zu werden; dass ein multipler Nährstoffmangel für adipöse Menschen typisch ist. Gibt es dafür irgendeine Art von Beweis? Nun, es gibt einleuchtende, fast zwingend klingende Korrelationen.

Chrom: Schwein gehabt?

Dazu der Brief des Tages und dann ein Kommentar. Für den Brief muss ich mich ein bisschen entschuldigen. Der Schreiber ist Pädagoge, hat mit renitenten Zöglingen zu tun und deswegen eine – sagen wir – gefestigte Sprache. Er schreibt mir, was passiert ist, als seine Reinigungskraft in seinem Schrank auf eine Dose mit der Aufschrift »Chrom« stieß:

> »›Alle Nahrungsergänzungsmittel sind unnötig!‹ Hat mir eben unsere Reinigungskraft gesagt. Sie hat das Regal in unserem Küchenschrank ausgewischt, in dem meine Nahrungsergänzungsmittel stehen. Sie konnte nicht verstehen, warum so viele Behälter dort standen. Sie selbst hat 30 bis 40 Kilo zu viel. Sie hat vier Kinder, davon sind drei extrem beleibt und der vierte Junge von ihr ist auch übergewichtig, aber aus ihrer Sicht gerade richtig. Erst wenn Menschen wie sie glauben, was Sie schreiben, werden alle gesünder.«

Schwierig. Ich weiß. Es klingt ein wenig herablassend. Aber ist es denn nicht auch verständlich, wenn Menschen, die in ihrem Leben noch nie über Molekularmedizin gestolpert sind, sich wundern, warum ein Lehrer Chrom-Pillen im Küchenschrank bunkert? Ich würde mich in dieser Situation auch wundern.

Zumal wir die Sache mit dem Chrom ausgerechnet aus der Schweinemast-Branche wissen. Aus vielen, vielen Studien wissen die Schweinezüchter heute: Chromproprionat und Chrommetionin reduzieren die Speckschicht auf dem Schweinerücken und erhöhen den Muskelanteil. Kurzer Ausflug nach Korea: Hier leben ganz besondere schwarze Woori-Heukdon-Schweine. 40 davon wurden in eine Kontroll- und eine Versuchsgruppe eingeteilt. Während die Kontrollgruppe ein Grundfutter erhielt, wurde die Versuchsgruppe während der Wachstumsphase (30–65 Kilo) zusätzlich mit essenziellen Aminosäuren gefüttert (darunter Lysin, Methionin, Threonin etc.). In der »Endmast« (bis 110 Kilo) außerdem noch mit Chrompicolinat (0,1 Prozent des Futters). Ergebnis: weniger Speck zwischen den Muskeln. Und weniger Speck am Bauch. Wohlgemerkt: Das Gewicht der Schweine blieb gleich, sie waren aber viel gesünder als die Schweine der Kontrollgruppe (ergo: schmeckten besser).[68]

Ein Mensch, der das liest, hat Schwein gehabt. Wenn er das Gelesene umsetzt. Will sagen: Viele Dicke können nichts dafür. Man muss eben wissen, dass bei zu wenig Chrom im System der Körper schlechter auf Insulin reagiert – mit negativen Folgen für die Fettverbrennung.

Heißt umgekehrt, dass Chrom die Insulinresistenz verbessert. Dass es die Aufnahme von Glukose in die Zellen verbessert, dass es den Blutzucker stabilisiert. Gerade bei Menschen mit Insulinresistenz oder Prädiabetes kann Chrommangel die Stoffwechsellage zusätzlich verschärfen. Genau wie Magnesium und Zink. Alles Biochemie. Im Zweifelsfall also: nachmessen lassen.

Magnesium: drückt das metabolische Syndrom

Wer viel Körpergewicht hat, dem fehlt tendenziell Magnesium – und nimmt unter anderem deshalb immer weiter zu. Denn: Zu wenig Magnesium heißt gestörter Zuckerstoffwechsel. Und wenn dieser gestört ist, kann man auch kein Fett abbauen. Schauen wir kurz in zwei Laboren vorbei, um das besser zu verstehen: eines in den Niederlanden, eines in Katar.

In Nijmegen wurden 395 Menschen mit Typ-2-Diabetes untersucht und da zeigte sich: Je niedriger der Magnesiumspiegel im Blut, desto ausgeprägter waren die Anzeichen für Insulinresistenz. Zweitens hat das niederländische Forschungsteam das Ganze im Labor nachgebaut – mit Fettzellen von Mäusen. Die Mäuse wurden mit oder ohne Magnesium behandelt. Und dann mit Insulin stimuliert. Was passierte? **Die Zellen ohne Magnesium haben nur halb so viel Zucker aufgenommen.** Obwohl das Insulin da war! Aber warum genau? Um das herauszufinden, haben die Forschenden tief in die Zelle geschaut. Insulin löst näm-

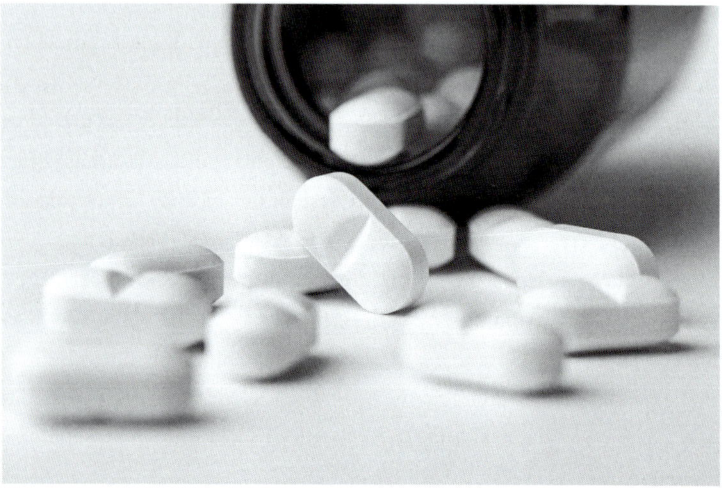

lich eine ganze Signalkette in der Zelle aus – ähnlich wie bei einem Dominospiel. Normalerweise wird dabei ein aktives Protein namens »Akt« aktiviert. Dieses sorgt dann dafür, dass der »Zuckertüröffner« GLUT4 zur Zelloberfläche wandert. Ohne Magnesium? Wenn »Akt« nicht richtig in Schwung kam, blieb GLUT4 im Zellinneren versteckt. Ergebnis: kein Zuckereinlass.[69]

Was das umgekehrt heißt, fanden Forscher in Doha heraus: **Mit jedem Anstieg des Magnesiumspiegels im Blut um 0,08 mmol/L sinkt das Risiko für ein metabolisches Syndrom um 30 Prozent.** Gleichzeitig nimmt das Körperfett ab: Sowohl das gesamte Fett als auch das viszerale Fett, das Fett am Bauch, an der Hüfte und im Rumpfbereich, waren bei Menschen mit einem höheren Magnesiumspiegel deutlich geringer.[70]

Lassen Sie also Magnesium im Zweifelsfall nachmessen. Wenn Sie supplementieren wollen: Magnesiumcitrat kann der Körper am besten verwerten.

Eisen: In den Zellkraftwerken geht nichts ohne

Jede Körperzelle ist wie eine mikroskopisch kleine Stadt. Manche dieser Städtchen kommen ohne Mitochondrien aus (rote Blutkörperchen); die meisten betreiben zwischen 1000 und 2000 Minikraftwerke. Zellen, die besonders aktiv arbeiten – Zellen in Muskeln, Nerven, Leber oder Herz –, brauchen mehrere 10 000 davon, um sich mit ausreichend Energie zu versorgen. Mitochondrien verbrennen Fett zu Energie. Aber, Achtung: Das funktioniert nur, wenn ein bestimmter Hilfsstoff auf Lager ist: Eisen. Warum ausgerechnet Eisen?

- Eisen produziert **Carnitin**. (Um ganz genau zu sein: Eisen stellt Carnitin nicht direkt her, hilft aber über ein paar Umwege bei der Produktion.) Carnitin ist eine Art Fett-Taxi, das langkettige Fettsäuren in die Mitochondrien kutschiert. Kommen zu wenige Taxis, wird zu wenig Fett angeliefert – und dann auch zu wenig Energie produziert.

- Eisen hilft außerdem direkt bei der Arbeit am »Energie-Fließband« (also an der sogenannten **Atmungskette)**, indem es Elektronen hin und her transportiert.

Fehlt im Körper Eisen, dann ist das so, als würde man die Mitochondrien auf Sparflamme stellen (siehe Abbildung: eine Zelle mit farbig markierten Mitochondrien). Der Körper verbrennt dann weniger Fett. Einfach, weil ihm die interne Logistik fehlt, um das System in Gang zu halten.

Im Labor zeigt sich das konkret so: Adipöse Menschen haben regelmäßig signifikant niedrigere Eisenwerte im Blut. Und dann kommt eins zum anderen: Hohes Körpergewicht ist oft mit einer chronischen Entzündung verbunden, die zu einem erhöhten Hepcidinspiegel führt. Der wiederum hemmt die Eisenaufnahme im Darm und blockiert die Eisenaufnahme aus den internen Eisenspeichern. Darum ist Eisenmangel bei Menschen mit viel Gewicht so schwer in den Griff zu bekommen. Die Folge: chronische Müdigkeit, verringerte Leistungsfähigkeit – bis hin zu Anämie.

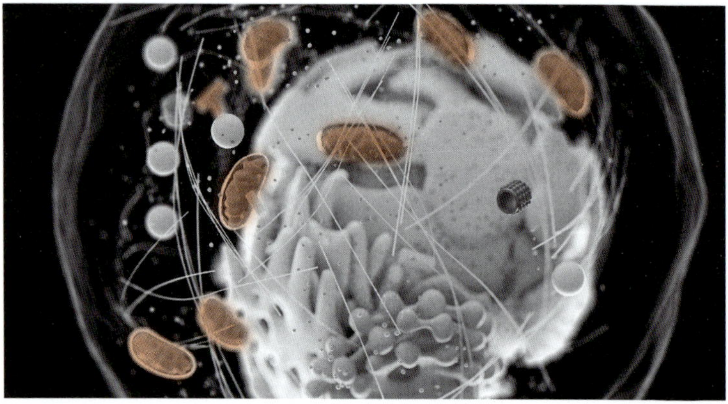

Wenn Sie Eisenmangel vermuten, dann lassen Sie nachmessen. Leider lässt sich Eisen nicht so leicht im Blut auffüllen. Viele Menschen vertragen die Eisenpräparate nicht, reagieren mit Übelkeit, mit Verstopfung. Eine Infusion schafft in einem solchen Fall Abhilfe.

Zink und Kupfer: machen Hungerhormone wirksam

Zink steht in so vielen Küchenschränken, dass es schon kaum mehr als »Nahrungsergänzungsmittel« wahrgenommen wird. Vitamin C plus Zink? Klar. Im Winter. Aber warum? Was macht Zink eigentlich im Körper? Das ist meist unklar. Also los, fangen wir bei den Chefs im Körper an:

Hormone: Zink hilft Hormonen wie Insulin und Leptin, ihren Job zu machen. Sie sagen dem Körper: »Speichern!« Oder: »Verbrennen!« Fehlt Zink, hört der Körper schlechter auf diese Signale. Die Zellen nehmen dann weniger Zucker und Fett auf, die ganze Stoffwechsel-Maschine fängt an zu stottern, bis sie bei Insulinresistenz den Betrieb weitgehend einstellt. Dann wäre da noch die …

Schilddrüse: Sie steuert das Grundtempo, mit dem Ihr Körper Energie verbraucht. Und sie braucht Zink, um überhaupt richtig arbeiten zu können. Denn Zink unterstützt die Schilddrüse dabei, Energiehormone wie T3 bereitzustellen – fehlt dieses T3, kann das den Stoffwechsel ausbremsen.

Mitochondrien: Nicht zuletzt brauchen auch die Mitochondrien Zink, damit ihre Enzyme Fett richtig abbauen können. Einfach gesagt: Ohne Zink läuft der Brennofen auf Sparflamme. Genauer: Zink hilft mit beim antioxidativen Schutz der Mitochondrien, beeinflusst also indirekt deren Leistungsfähigkeit.

Im Labor der spanischen Universität Valladolid zeigte sich, was das konkret heißt: In einer Gruppe krankhaft übergewichtiger Menschen litten 73,8 Prozent an Zinkmangel und 67,8 Prozent an Kupfermangel.[71] In meiner Praxis heißt das: Höhere Zinkzufuhr ist oft mit einem niedrigeren Körperfettanteil verbunden. Also, im Zweifelsfall: Zink einnehmen.

Selen: stellt den Stoffwechsel auf aktiv

Aus Kuwait wissen wir: Krankhaft übergewichtige Frauen leiden an einem fast vollständigen Selenmangel.[72] Selen schützt die Zellen vor oxidativem Stress – einer der Haupttreiber bei Adipositas. Gleichzeitig ist Selen essenziell für viele Prozesse, die unseren Stoffwechsel steuern.

Selen schaltet die Schilddrüse ein: Selen hilft bestimmten Enzymen – den sogenannten **Deiodinasen** –, die Schilddrüsenhormone auf »aktiv« zu schalten. Aus dem eher schläfrigen T4 wird das wache, energiegeladene T3. Ohne Selen wird weniger davon gebildet, und dann kommt der Stoffwechsel weniger in Schwung.

Selen schützt Mitochondrien: Beim Fettverbrennen in den Zellkraftwerken – den Mitochondrien – entsteht neben der gewünschten

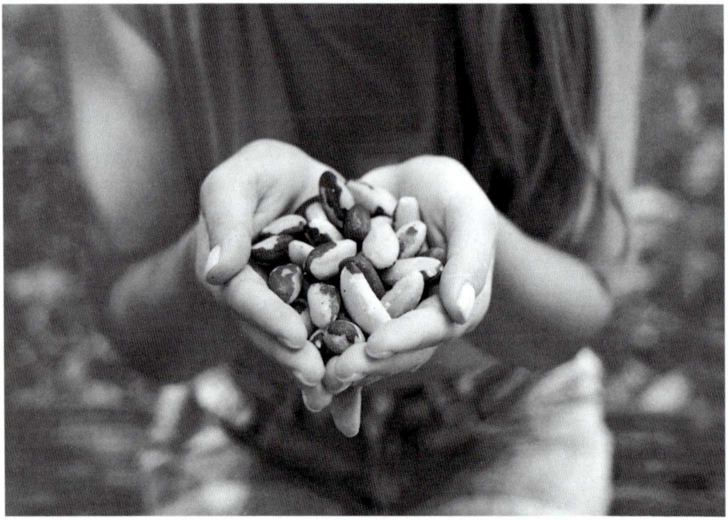

Energie immer auch Chaos: freie Radikale. Damit die Mitochondrien dabei keinen Schaden nehmen, gibt es Schutztruppen wie die **Glutathionperoxidase**. Und woraus besteht die? Genau: aus Selen. Das heißt: Ohne genug Selen geraten die Mitochondrien unter Stress – sie produzieren weniger effizient Energie.

Selen drückt Entzündungen weg: Wenn Selen fehlt, entzündet sich leichter etwas im Körper. Das hemmt die Signalwege, mit denen die Zellen eigentlich sagen wollen: »Hey, hier ist Fett, los, verbrenn das!« Stattdessen: Funkstille. Und das Fett bleibt.

Lassen Sie auch Selen nachmessen und supplementieren Sie es. Lassen Sie sich dazu in der Praxis oder Apotheke beraten. Oder gönnen Sie sich Paranüsse.

Lebenswichtig – ohne Vitamine ist alles nichts

Wer mehr isst, sollte eigentlich auch mehr Nährstoffe aufnehmen. Doch häufig ist das Gegenteil der Fall. Denn stark verarbeitete Lebensmittel enthalten oft viele Kalorien, aber kaum Vitamine. Gleichzeitig verändert Übergewicht den Stoffwechsel und erschwert die Verwertung vieler Vitamine. Besonders betroffen sind Vitamin D, Vitamin B_{12}, Folsäure und Vitamin C.[73] Diese Mängel bremsen dann auch noch das Abnehmen aus. Schauen wir uns das Desaster einmal aus der Nähe an:

Vitamin D: fehlt fast immer!

Das Sonnenvitamin D ist in der Praxis einer der auffälligsten Mangelstoffe – vor allem bei Menschen mit Adipositas. Der Grund: Fettgewebe speichert Vitamin D und entzieht es so dem Kreislauf. Es ist also da, aber für den Körper kaum nutzbar. Die Folgen sind für die Knochengesundheit problematisch (das ist bekannt), aber auch für den Stoffwechsel insgesamt (das wissen nur wenige). Fakt ist: Ein niedriger Vitamin-D-Spiegel korreliert mit erhöhter Insulinresistenz, Entzündungswerten und gestörtem Fettstoffwechsel. Und selbst bei normalgewichtigen Menschen mit gestörtem Stoffwechsel ist Vitamin-D-Mangel weitverbreitet – und mit schlechterem Stoffwechselprofil verbunden.[74] Was kann Vitamin D? Eine ganze Menge:

Insulin auf Empfang stellen: Vitamin D sorgt dafür, dass die Zellen gut auf Insulin reagieren. Insulin ist wie ein Türsteher, der entscheidet, ob Zucker und Fett in die Zelle dürfen. Ohne Vitamin D? Der Türsteher ist schlecht gelaunt, lässt kaum etwas durch und die Zellen haben nichts zu verbrennen. Das ist schlecht für die Energie. Und fürs Fett.

Mitochondrien anfeuern: Vitamin D macht die Mitochondrien, die Zellkraftwerke, leistungsfähiger. Wenn Vitamin D fehlt, gibt es weniger ATP, weniger Fettverbrennung und weniger Power. Die Mitochondrien laufen dann wie ein altes Gerät im Energiesparmodus: Es funktioniert zwar irgendwie, aber viel weniger flott, als es könnte.

Gene auf »Fett abbauen« schalten: Vitamin D sagt der Zelle, ob sie Fett abbauen (Lipolyse) oder speichern (Lipogenese) soll. Mit Vitamin D heißt es: »Raus mit dem Fett!« Ohne: »Ach komm, wir lagern's erst mal ein …« Das war die einfache Erklärung. Genauer gesagt bindet Vitamin D an einen bestimmten Vitamin-D-Rezeptor, der als Transkriptionsfaktor auf viele Gene wirkt. Über diesen Weg wirkt er dann auch auf die Regulierung von Enzymen und somit auf den Lipidstoffwechsel. Diese Effekte sind noch nicht vollständig entschlüsselt und hängen stark vom Gewebe, dem Vitamin-D-Spiegel und dem hormonellen Umfeld ab.

Den Appetit regulieren: Vitamin D beeinflusst auch Leptin und Ghrelin, was sich wiederum indirekt auf die Kalorienaufnahme – und damit auf die Fettverbrennung – auswirken kann.

Die Fettzellen-Kinderstube zuschließen: Vitamin D kann die Reifung von Vorläuferzellen zu Fettzellen bremsen. Weniger Fettzellen, weniger Speck. Ganz einfach.

Also, bitte: Rausgehen in die Sonne. Dann bildet die Haut Vitamin D. Oder ansonsten beim Arzt oder in der Apotheke nachfragen.

Vitamin C – mehr als ein Immunvitamin

Sie denken bei Vitamin C vor allem an Taschentücher und Husten? Dann wird Sie Folgendes interessieren: Ein ausreichender Vitamin-C-Spiegel verbessert die Fettverbrennung während körperlicher Aktivität. Das wissen wir aus der Sportmedizin. Vitamin C unterstützt die Mitochondrien, also die »Kraftwerke« unserer Zellen, und hilft dabei, Fett in Energie umzuwandeln. Das funktioniert wie folgt:

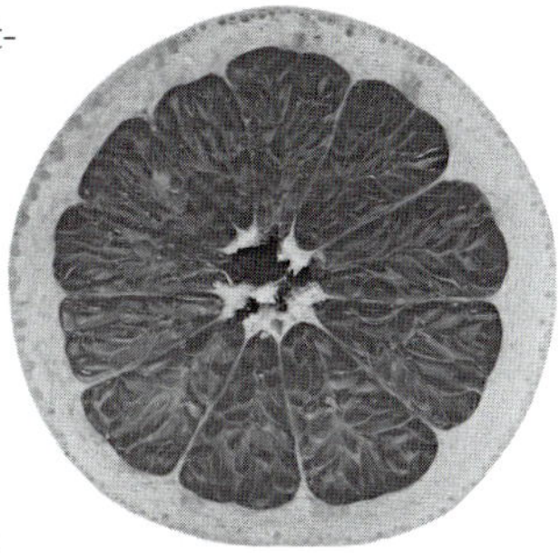

Vitamin C baut Shuttles fürs Fett: Damit Fett verbrannt werden kann, muss es zunächst in die Mitochondrien, also die Zellkraftwerke, gelangen. Aber Fett schwimmt nicht von allein dorthin. Es braucht ein Transportmittel. Und das heißt Carnitin. Damit der Körper Carnitin herstellen kann, braucht er Vitamin C – und zwar ganz dringend. Es unterstützt zwei Enzyme dabei, aus den nötigen Bausteinen das Shuttle zusammenzusetzen. Ohne genügend Vitamin C wird weniger Carnitin produziert, weniger Fett transportiert – und das Fett bleibt draußen stehen.

Vitamin C schützt Mitochondrien: Beim Fettverbrennen entsteht nebenbei oxidativer Stress. Vitamin C schützt Mitochondrien vor diesem Stress. Wenn es fehlt, wird es ungemütlich in den Zellkraftwerken – sie arbeiten langsamer oder gehen ganz kaputt. Das Fett wird dann nicht mehr ordentlich verbrannt.

Vitamin C sorgt für »Speck weg«: Wer einen Vitamin-C-Mangel hat, verbrennt bei körperlicher Aktivität weniger Fett und greift stattdessen lieber auf Kohlenhydrate zurück. Außerdem wird Vitamin C gebraucht, um das Hormon Noradrenalin zu bilden, das den Fettzellen das Signal »Aufmachen! Raus mit dem Fett!« gibt. Fehlt das Vitamin, bleibt die Botschaft aus – und der Speck bleibt, wo er ist. Also gönnen Sie Ihrem Körper Vitamin C.

Vitamin B_{12} und Folsäure – große Wirkung

Ein junger Mann sitzt vor mir in der Praxis, blass, aber sonst unauffällig. Er klagt über Müdigkeit, Konzentrationsprobleme, manchmal Kribbeln in den Händen. Blutbild, Schilddrüse, Eisen – alles im Normbereich. Nur ein Wert springt mir ins Auge: Vitamin B_{12} ist deutlich zu niedrig.

Ich frage nach. Er zuckt mit den Schultern. »Ich lebe vegan und dachte, ich komme ohne Supplementierung zurecht – ich bin schließlich jung.« Ein häufiger Irrtum. B_{12}-Mangel ist das große Thema bei allen, die vegan oder vegetarisch leben. Das Vitamin ist das Spezialwerkzeug im Körper, das man leider erst bemerkt, wenn es weg ist. Also zu spät.

Bei der Fettverbrennung ist B_{12} an mehreren entscheidenden Stellen im Einsatz. So wundert man sich dann auch nicht, wenn Vitamin-B_{12}-Mangel bei erhöhtem BMI häufig ist. Der Mangel ist oft mit Insulinresistenz verknüpft. Veränderungen im Mikrobiom, stille Entzündungen und die verringerte Aufnahme im Darm tragen noch zusätzlich zum Mangel bei – auch bei ausreichender Zufuhr über die Nahrung.

Vitamin B_{12} hilft – zusammen mit Folsäure – bei einem Prozess, den man den **Ein-Kohlenstoff-Stoffwechsel** nennt. Dabei wird ein Molekül namens **SAM** gebildet. Und dieses SAM sagt den Genen, was sie tun sollen – zum Beispiel: »Fett verbrennen, jetzt!« Das funktioniert aber nur, wenn genug B_{12} im System unterwegs ist. Einfach gesagt: Ist zu wenig B-Vitamin da, funkt das System nicht richtig – der Körper stellt dann eher auf »Fett speichern« um. Tja. Wenn man genau das Gegenteil wollte? B_{12}-Mangel kann also epigenetische Prozesse stören, die auch Gene der Fettverbrennung betreffen. Und dann bleibt trotz voller Fettreserven die Energie aus. Das ist ungefähr so, als hätte Ihr Auto einen vollen Tank, aber Sie fänden den Zündschlüssel nicht.

Bitte, bitte: Achten Sie auf alle Ihre B-Vitamine. Fehlt da etwas, haben Sie nicht nur Last mit dem Speck, sondern auch mit Schmerzen und Depression.

Wenn alles scheitert – die Magen-OP?

Es ist nicht mein Thema – aber vielleicht ist es Ihres. Also ein paar wenige Worte zum Thema Magenoperation: Eine solche kommt nur bei sehr starkem Übergewicht infrage, und nur dann, wenn andere Maßnahmen wie Ernährungsberatung, Bewegungstherapie und Verhaltenstraining über einen Zeitraum von mindestens sechs Monaten erfolglos

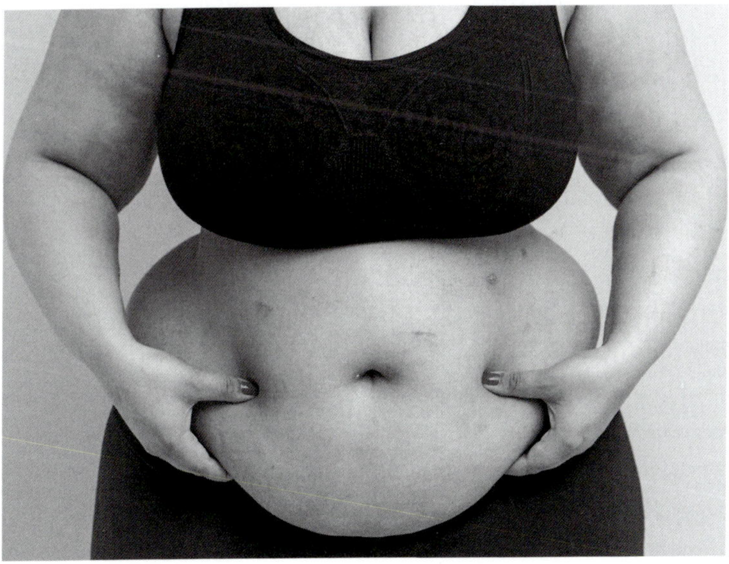

geblieben sind. In der Regel liegt der Body-Mass-Index dabei über 40 (oder über 35, wenn Folgeerkrankungen wie Diabetes, Bluthochdruck oder Gelenkschäden vorliegen).

Ziel des Eingriffs ist es, das Magenvolumen zu verkleinern, sodass weniger Nahrung aufgenommen wird und schneller ein Sättigungsgefühl eintritt. Was offenbar in den meisten Fällen funktioniert. Gleichwohl: Die OP ist nicht ungefährlich, es kann zu Komplikationen kommen, sehr selten zum Tod. Wenn die OP aber gelingt, kann sie ein derart einschneidendes Erlebnis in der Biografie von Menschen sein, dass sie anschließend ihren Kurs komplett wechseln: neue Partnerschaft, neuer Job, neues Leben. (Schauen Sie sich entsprechende Storys gerne auf YouTube an – es ist erschütternd.)

Es gibt verschiedene Methoden: Beim **Schlauchmagen** wird ein großer Teil des Magens entfernt und beim **Magenbypass** wird zusätzlich ein Teil des Dünndarms umgangen. Beim **Magenband** wird der obere Teil des Magens abgeschnürt und beim **Magenballon** wird lediglich ein Ballon in den Magen eingeführt, um Platz zu schaffen. Allen Methoden gemeinsam ist, dass die Menge, die ein Mensch essen kann, drastisch reduziert wird. Auch verändern sie, wie Nahrung im Körper verdaut wird. Ein normaler Stoffwechsel funktioniert nach der OP zumeist offenbar nicht mehr, sodass Nahrungsergänzungsmittel eingenommen werden müssen – zum Beispiel das eben beschriebene Vitamin B_{12}.

Der OP-Effekt ist meist deutlich. Viele verlieren in den ersten zwölf Monaten rund die Hälfte ihres Übergewichts. Gleichzeitig bessern sich oft Blutzucker, Blutdruck und Gelenkbeschwerden. Aber: Die Operation ersetzt keine Lebensstiländerung. Sie macht diese nur leichter möglich. Oder überhaupt erst möglich, wenn Betroffene ein so hohes Gewicht haben, dass sie die nächsten Monate ohne eine solche Operation nicht überleben würden.

Wie gesagt: Ich bin kein Fachmann für dieses Thema. Lassen Sie sich ausführlich beraten. Und versuchen Sie, bevor Sie sich einer so drastischen Operation unterziehen, doch mal einen Komplettverzicht auf Kohlenhydrate und setzen Sie auf viel Eiweiß und Gemüse, moderate Bewegung und regelmäßige Entspannung.

Das gibt's ohne Komplikationen. Versprochen. Und in ein neues Leben starten könnten Sie dann auch ohne Operationsnarben. Wär' das was?

Essen Sie doch, was Sie wollen

Richtig essen? Gibt es das richtige Essen? Also »Vollwertkost«? Oder wie? Sie werden nie verstehen, richtig zu essen, wenn Sie sich mit der Ernährung beschäftigen. Wenn Sie Bücher lesen. Wenn Sie die Experten befragen und studieren. Weshalb? **Weil es nur ein individuell richtiges Essen gibt.** Ein auf Sie abgestimmtes. Es gibt kein global richtiges Essen, das für jeden stimmt.

Jeder Mensch hat verschiedene Bedürfnisse. Der eine ist groß, der andere klein, einer jung, der andere alt, der eine Kopfarbeiter, der andere Handarbeiter. Jeder hat verschiedene Defizite, die man messen müsste. Sie müssten das Blut auf Tausende von Inhaltsstoffen untersuchen und würden dann die richtige Antwort finden. Das geht praktisch gar nicht.

Zurück zur somatischen Intelligenz

Sie haben in sich eine Instanz, ein Zentrum, die somatische Intelligenz, die Ihnen sagt, welches Essen für Sie ganz persönlich das richtige Essen ist. Das kann sehr komisch sein, das kann den üblichen Anschauungen völlig widersprechen und kann dennoch für Sie präzise stimmen. Wie Sie dieses Zentrum wieder zum Leben erwecken? Durch zehnmal mehr Sauerstoff, der täglich durch den Körper gepumpt wird. Durch Laufen. Täglich. Durch Bewegung. Das ist normal. Jedes Tier tut's, jedes Kind tut's.

Dahinter steckt ein Prinzip aus dem Zen-Buddhismus. **Wenn du etwas Wichtiges im Leben willst, ziele nicht ins Schwarze** – und genau das tun wir immer, besonders im Beruf –, **sondern ziele daneben, und du bist im Ziel**.

Ein merkwürdiger Satz. Aber leicht einzusehen. Versuchen Sie doch einmal, ein Kaninchen zu schießen, indem Sie auf das Karnickel zielen. Keine Chance. Sie werden's nie treffen. Um ein rennendes Kaninchen zu treffen, müssen Sie daneben zielen. Nur dann treffen Sie ins Schwarze. Sie müssen vorhalten. Sie müssen vor das Kaninchen zielen, damit das Kaninchen in den Schrot läuft. Würden Sie genau auf das Kaninchen zielen, wäre das Tier immer schon einen Meter weiter, bis der Schrot an die Stelle kommt.

Ah ja, jetzt haben Sie's verstanden. Und genau das gilt dann für richtiges Essen. Wenn Sie richtig essen wollen, dann beschäftigen Sie sich bitte nicht mit der Ernährung. Sie werden's nie treffen. Beschäftigen Sie sich mit etwas anderem – laufen Sie!

Und Sie können in Zukunft von Ihrem Lieblingsessen essen, so oft Sie wollen und so viel Sie wollen. Voraussetzung: Sie bewegen sich jeden Tag mindestens eine halbe Stunde im Sauerstoffüberschuss. Weil Sie dabei 100 Prozent mehr Sauerstoff in Ihr Gehirn befördern, werden Sie intelligenter essen. Richtige Bewegung macht automatisch Lust auf gesünderes Essen. Ihre somatische Intelligenz.

Wenn du etwas Wichtiges willst im Leben, ziele nicht ins Schwarze, sondern ziele daneben …

Mach keine Diät. Geh lieber laufen!

Übrigens: Wenn wir uns persönlich unterhalten würden, wäre mein Rat ganz einfach: Fangen Sie an zu laufen! Aber langsam. Erst einmal ein bisschen trippeln, ein paar Schritte auf der Stelle, eine Minute lang. Dann zwei, dann fünf. Dann laufen Sie mal um das Haus. Ganz locker. Steigern Sie sich ganz langsam: 500 Meter, ein Kilometer, zwei, dann fünf. So kommen Sie sicher ins Ziel, ohne sich zu überfordern.

Heißt präzise: Immer knapp unter der anaeroben Schwelle. Wohlverstanden: Unter! Das strengt an, das dürfen Sie mir glauben. Das Schöne daran ist, wieder so ein Geheimnis Ihres Körpers: Wenn Sie sich täglich an der Schwelle bewegen (knapp unterhalb), dann verschiebt sich die Schwelle nach oben. Dasselbe gilt übrigens auch für Ihren Beruf:

- Wer faul herumsitzt, wird nicht besser.
- Wer sich täglich anstrengt – hoffentlich unterhalb der Schwelle –, der wird besser. Unvermeidlich.

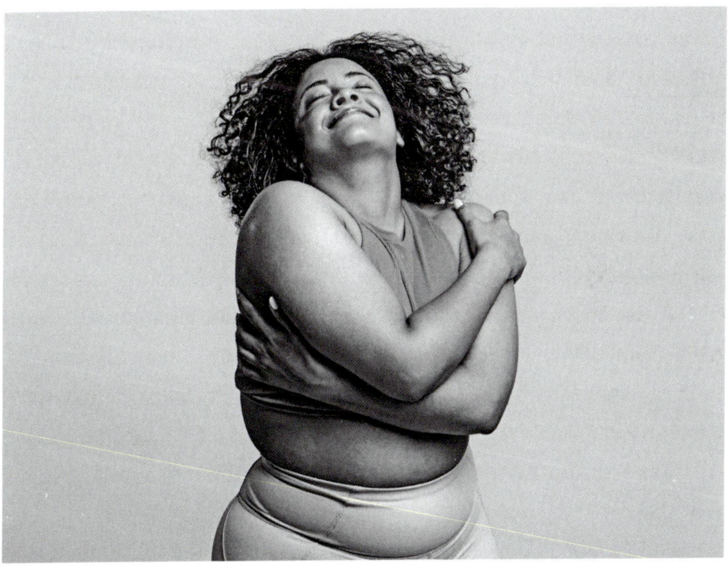

Intuitiv essen – geht das?

Die Idee des **intuitiven Essens** sagt: »Lern deinen Körper wieder kennen. Vertrau deinem Hunger. Vertrau deiner Sättigung.« Es geht um das Wiederfinden eines inneren Kompasses: **Somatische Intelligenz** meint die Fähigkeit, den eigenen Körper zu verstehen. Das, was er wirklich braucht. Dabei heißt intuitiv nicht impulsiv. Es geht um Spüren, nicht um Schaufeln.

Was bringt das? Menschen, die sich besser spüren können – zum Beispiel ihren Herzschlag oder ihre Atmung –, essen oft bewusster. Sie greifen seltener zur Schokolade, wenn sie gestresst sind. Und sie fühlen sich wohler mit sich selbst.

Wer wirklich aus Hunger isst und bei Sättigung aufhört, hat oft eine bessere Herzgesundheit, bewegt sich mehr, ist zufriedener. Ob das vom Essen kommt oder vom generellen Lebensstil? Gute Frage. Wahrscheinlich beides. Denn wer mit seinem Körper im Reinen ist, geht auch freundlicher mit ihm um. Nur: Intuitives Essen ist kein Speck-weg-Programm. Es ist ein Gut-fühl-Programm. Das kann dazu führen, dass man abnimmt. Muss aber nicht.

Achtung: Nicht für alle geeignet

Ein wichtiger Punkt, den man oft übersieht: Bei Essstörungen funktioniert das Ganze nicht. Menschen mit Essstörungen haben tendenziell ein gestörtes Körperbild, eine verzerrte Selbstwahrnehmung, oft ein tiefes Misstrauen gegenüber den eigenen Signalen. Da hilft kein »Hör doch einfach auf deinen Magen«. Das kann sogar gefährlich sein. Deshalb: Intuitives Essen ist nur für Menschen geeignet, die keine klinisch relevanten Essstörungen haben. Wer unsicher ist: Profis fragen. Für alle anderen gilt:

Ein gesundes Körpergefühl kommt durch Bewegung. Aber nicht mit Krampf-Laufen jeden Morgen um 4 Uhr, mit verbissenem Gesicht. Nein: mit Freude an der Bewegung. Freude! Die stärkt die Fähigkeit, innere Zustände zu spüren. Herzschlag, Atem, Sättigung, Anspannung. Wenn man sich mit dem Körper bewegt, dann spürt man wieder, ob man wirklich hungrig ist. Oder einfach nur müde. Oder wütend. Oder gelangweilt. Bewegung macht den Kopf frei und die Sinne wach. Sie wirkt direkt auf das Nervensystem, verbessert die Stressregulation und bringt uns wieder in Kontakt mit dem Gefühl dafür, was wir brauchen – und was nicht. Wenn das passiert, dann schreiben Sie mir Sätze wie diese:

»Viele Dinge schmecken mir einfach nicht mehr. Genau das ist es. Und noch viel schöner: Ich habe meinen Körper und auch mich besser kennengelernt. Viel verstanden. Ich möchte die Leichtigkeit nicht mehr hergeben. Ich glaube, ich bin viel mehr Genießer geworden. Früher dachte ich, ich bin einer.«

Das Essenstagebuch: noch hilfreicher als die Waage

Aber was machen nun die, die keine wirkliche Essstörung haben, aber trotzdem keine gesunden Essroutinen? Die sich jeden Tag von Snack zu Snack durchhangeln? Eine der einfachsten, aber wirkungsvollsten Methoden, um die eigenen Essgewohnheiten zu verstehen, ist: mitschreiben. Ein Essenstagebuch führen. Das ist ziemlich entlarvend. Es zeigt schwarz auf weiß, was wirklich passiert. Nicht, was Sie glauben, dass passiert.

Das kostet Überwindung. Deshalb lohnt es sich.

Nehmen Sie ein einfaches Notizheft oder nutzen Sie Ihr Handy. Und schreiben Sie direkt nach dem Essen auf – nicht erst abends aus der Erinnerung. Notieren Sie,

- wann Sie gegessen haben,
- was Sie gegessen haben und wie viel,
- wo Sie gegessen haben,

- wer dabei war,
- was nebenbei lief (Handy, Netflix, Streitgespräch?),
- wie Ihre Stimmung vorher war. Und nachher. Und dazwischen (Skala von 1 bis 10, zum Beispiel).

Vor allem: Notieren Sie auch die Heißhungerattacken. Die Kontrollverluste. Die »Ich weiß auch nicht, was da passiert ist«-Momente.

Bitte nicht verwechseln: Das Essenstagebuch ist kein Diätplan. Es ist auch kein Zeugnis. Es ist ein Spiegel, nur für Sie. Es hilft Ihnen, Ihren Essrhythmus zu erkennen. Und zu verstehen, wann Sie essen, obwohl Sie eigentlich keinen Hunger haben. Weil Sie müde sind. Oder einsam. Oder wütend. Oder einfach nur durchgedreht vom Tag. Das Ziel ist nicht Perfektion. Das Ziel ist: **Muster entdecken. Trigger erkennen.** Wenn Sie klarsehen, was da läuft – dann können Sie auch anfangen, es zu verändern. Erst dann.

Fazit: Nicht weniger essen – sondern besser!

Wer Fett verbrennen will, braucht eine menschenfreundliche Ernährung. Heißt: Alle Nährstoffe, die der Körper braucht, müssen drin sein. Und dazu braucht man nicht einmal mit komplizierten Listen in den Supermarkt zu laufen. Es geht viel einfacher:

- **Viel Gemüse (komplexe, langsame Kohlenhydrate)**
- **Viel Eiweiß (Eier, Käse, Fisch, Fleisch, Hülsenfrüchte)**
- **Hochwertige Fette (Olivenöl)**
- **NULL Zucker (Süßkram, Softdrinks), Weißmehl (Brötchen, Nudeln) und Fertigprodukte (alle!)**

Das wirkt. Weil sie so Sättigung, Hormonhaushalt, Stoffwechsel und Mikrobiom gleichzeitig positiv beeinflussen.

Speck-weg-Faustregel:
Wie viel Eiweiß braucht der Mensch?

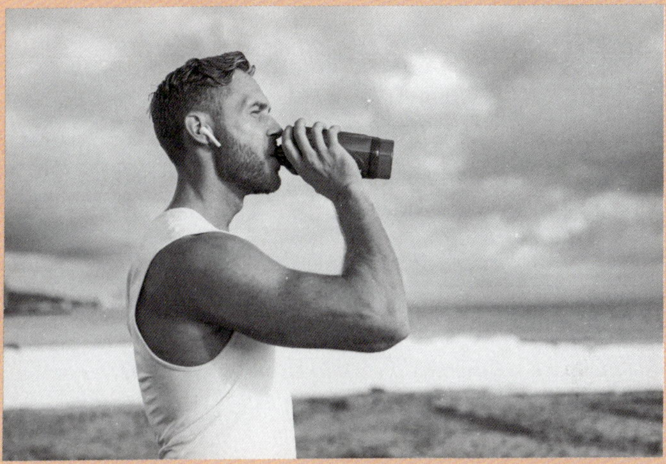

Speck weg heißt: Fett abbauen, Muskeln aufbauen und Stoffwechsel aktivieren – auch im Schlaf. Dazu braucht es Eiweiß.

Beim Abnehmen, beim Sport, während einer Krankheit oder ab 50: 1,4 bis 2,0 Gramm Protein pro Kilogramm Körpergewicht täglich (bezogen auf Ihr Normalgewicht).

Bei intensivem Training: bis zu 3 Gramm pro Kilogramm Körpergewicht täglich.

Faustregel: Drei Eiweißshakes pro Tag liefern ungefähr 75 Gramm Eiweiß und sind ideal zur Ergänzung.

Wer abnehmen will, muss besser essen.

Und das heißt: mehr Eiweiß.

Bewegung und Fettabbau

Abnehmen funktioniert genauso wie Autofahren. Also leicht. Jeder kann das lernen. Seltsam: Beim Autofahren stimmt diese Behauptung. Beim Abnehmen offenbar nicht: Mehr als die Hälfte der Menschen in Deutschland kann nicht abnehmen. Hat es nicht gelernt. Kann aber Autofahren.

Vielleicht fehlt die liebevolle Erklärung? Na, dann mal los: Beim Autofahren müssen Sie den Zündschlüssel drehen und den Motor starten. Das ist das eine. Und dann müssen Sie Gas geben. Das ist das andere. Das war's auch schon.

Auch beim Abnehmen müssen Sie erst **den Motor starten. Müssen die Fettverbrennung einschalten. Müssen also Kohlenhydrate auf Null streichen. Sehen Sie: So geht es schon los.**

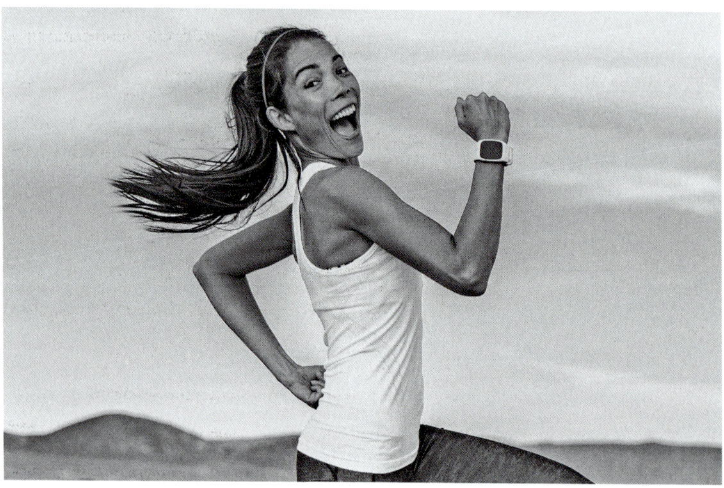

Und dann sollten Sie Gas geben, also den Kalorienumsatz steigern. Sie sollten Sport treiben, rennen, Rad fahren, schwimmen und so weiter.

Beim Autofahren ist Ihnen das selbstverständlich, das Gasgeben. Gas gegeben wird häufig. Heißt: Gerannt wird häufig. Jahrelang joggen die Menschen durch die Wälder und nehmen kein Gramm ab. Die sitzen also im Auto, lassen den Motor nicht an und treten aufs Gaspedal. Da rührt sich natürlich nichts. **Die haben die Fettverbrennung, also den Motor, ja gar nicht eingeschaltet.**

Andere wiederum verzichten auf Kohlenhydrate, lassen also den Fettverbrennungsmotor an und wundern sich, dass das Autochen nur ganz langsam (im ersten Gang, im Leerlauf) vor sich hin ruckelt. Dass so wenig passiert. Dass sie nur 500 Gramm pro Woche abnehmen. Die haben eben das Gasgeben vergessen. Den Sport.

Noch einmal: Abnehmen ist leicht. Man verzichtet auf Kohlenhydrate und … läuft los. Sie können das. Stillschweigende Voraussetzung: Die Blutwerte stimmen. Dies ist oft ein Knackpunkt.

Ohne Muskeln geht gar nichts

Sie können hungern, so viel Sie wollen. Kalorien zählen, täglich weniger essen, diszipliniert sein – am Ende bringt es Ihnen nichts. Denn Ihr Körper reagiert klug: Er stellt sich auf die neue Lage ein, kommt plötzlich mit weniger aus und senkt seinen Grundumsatz. Im Extremfall kann das runtergehen bis auf 800 Kalorien am Tag. Aber mal ehrlich: Ein Leben mit 800 Kalorien täglich? Das hält niemand durch.

Der Gedanke, dass man nur Kalorien einsparen müsse, war also von Anfang an ein Irrtum. Fett muss man nicht meiden – Fett muss man verbrennen. Und das geht nur an einem einzigen Ort: im Muskel.

Fett wird weder in den Knochen noch im Gehirn oder in den Fingernägeln verbrannt – sondern im Muskelgewebe. Genauer gesagt: im trainierten Muskel. Der Körper eines Bergbauern kann das zum Beispiel. Seine Muskulatur ist langes Arbeiten gewohnt – und genau dort findet die Fettverbrennung statt. Der typische Schreibtischtäter hingegen – also die meisten von uns –, verbrennt hauptsächlich Zucker. Denn die Enzyme, die für den Fettstoffwechsel zuständig wären, sind einfach verschwunden. Der Körper denkt pragmatisch: Was nicht gebraucht wird, wird abgebaut. Nur etwa 10 Prozent dieser fettabbauenden Enzyme bleiben übrig. Das reicht gerade noch für den Schuss Sahne im Kaffee.

Aber es gibt eine gute Nachricht: Sie können diesen Zustand wieder ändern. Sie können Ihren Körper so trainieren, dass er rund um die Uhr Fett verbrennt – sogar nachts, im Liegestuhl oder am Schreibtisch. Der Schlüssel liegt in sanftem, regelmäßigem Training mit Sauerstoffüberschuss. Am besten gelingt das beim lockeren Laufen. Denn dabei werden rund 70 Prozent Ihrer Muskulatur aktiv – und genau diese Muskeln verwandeln sich in kleine Fettöfen, die permanent Energie verbrauchen.

Klar: Am Anfang passiert noch nicht viel. Wer untrainiert startet, verbrennt in der ersten halben Stunde Laufen gerade mal 0,1 Gramm Fett – das ist weniger als ein Stecknadelkopf. Aber nach vier Wochen sind es schon fünf Gramm, und nach zwölf Wochen kommen Sie auf 25 Gramm pro halbe Stunde – das entspricht etwa 225 Kilokalorien. Das Entscheidende ist: Durch regelmäßige Bewegung verändert sich die Chemie Ihres Körpers.

Und wenn Sie zusätzlich noch ein paar Kniebeugen einbauen – also Krafttraining –, dann beginnt die richtige Verwandlung. Denn: Die Anzahl der Enzyme, die Fett abbauen können, steigt. Ihre Muskelmasse nimmt zu, und damit auch der Grundumsatz. Die Zahl der Mitochondrien, also der winzigen Kraftwerke in den Zellen, vervielfacht sich. Und jedes einzelne dieser Mitochondrien wird effizienter – es verbrennt mehr Energie und bevorzugt Fett als Brennstoff. Gleichzeitig entstehen mehr Andockstellen an den Fettzellen – mehr Enzyme können sich dort festsetzen und das gespeicherte Fett herauslösen. Die Fettzellen werden sozusagen löchrig und können das Fett nicht mehr gut festhalten.

Und dann geschieht das eigentlich Erstaunliche: Wenn Sie durch Ausdauertraining und Muskelaufbau zur Fettverbrennungsmaschine geworden sind, dann verbrennt Ihr Körper Fett – selbst im Schlaf. Bis zu zehn Gramm pro Stunde. Einfach so, ohne dass Sie etwas tun müssen.

Zum Vergleich: Im Durchschnitt essen Menschen in Deutschland, Österreich und der Schweiz rund 142 Gramm Fett pro Tag. Theoretisch könnten Sie das rein rechnerisch verbrennen, wenn Sie 14 Stunden schlafen würden. Die Realität ist natürlich etwas komplizierter – aber der Punkt bleibt: Wenn Sie Ihre Fettverbrennungsmaschine jeden Tag neu starten, dann arbeitet sie auch für Sie. Jeden Tag, jede Nacht. So wird aus *forever fat* ganz realistisch *forever fit*. Und das ganz ohne Hungern. Nur mit Muskelarbeit.

Das Glück wartet – draußen

Ich mag Glück. Ich mag das Gefühl von Lebensfreude. Diese energiegeladene Leichtigkeit, die kleine Kinder auf dem Gehweg hüpfen lässt. Und ich weiß: Wir alle waren einmal solche Kinder. Für uns gehörte Glück ganz selbstverständlich zum Alltag.

Auch in meinem Leben – als Flüchtlingskind in bitterster Armut – war das so. Nicht für meine Eltern. Aber für uns Kinder gab es fast täglich Momente des Glücks. Und genau dieses Gefühl ist uns – Ihnen und mir – irgendwo unterwegs verloren gegangen.

Heute ist das Leben meist ernst und fordernd. Wir erleben, wenn überhaupt, Momente der Zufriedenheit. Und selbst die sind selten. Aber: Das lässt sich ändern.

Dieser kurze Satz beschreibt mein ganzes ärztliches Handeln: »Das lässt sich ändern.« Und das Schönste daran: Wir haben es selbst in der Hand.

Beigebracht hat uns das spätestens Frau Professor Candace Pert – eine der führenden Immunologinnen weltweit. Sie war es, die die Endorphine entdeckte. Peptide, also kleine Ketten aus Aminosäuren, die sie mit gutem Grund »Moleküle der Gefühle« nannte.

Viele – auch heute noch – tun sich schwer damit. Psychologen, Psychiater, selbst Mediziner. Sie verstehen nicht, dass unsere Gefühlswelt vollständig biochemisch gesteuert wird. Von Molekülen. Und das Beste: Diese Moleküle können wir beeinflussen. Wir haben sie buchstäblich in der Hand.

Das bedeutet: Glück ist kein Zufall. Glück ist Biochemie. Und diese Biochemie lässt sich anstoßen – durch Bewegung. Durch Laufen.

Jeder, der es einmal wirklich erlebt hat, weiß, wovon ich spreche. Ich meine nicht Spazierengehen. Ich meine: richtig laufen. Lang genug, im eigenen Rhythmus. Ich meine richtig schwimmen, richtig radfahren. Mit Anstrengung. Dieses Glück erlebe nicht nur ich. Ich lese davon in der Mail des Tages. Darf ich?

> »Ich möchte mich bei Ihnen bedanken. Ihre Bücher und Newsletter waren für mich der entscheidende Impuls – vom Laufen zum Triathlon. Ich habe inzwischen meine ersten Wettkämpfe hinter mir und arbeite am Kraulen, um auf die langen Distanzen zu kommen. Triathlon ist für mich pures Glück. Ein Lebensstil, der mich erfüllt.«

Triathlon also. Pures Glück. Ein Lebensstil, der erfüllt. Können Sie das von Ihrem Beruf behaupten? Von Ihrer Ehe? Von Ihrem Familienleben? Wenn nicht – lernen Sie von diesem Menschen. Denn auch auf Sie wartet Glück.

Und zwar draußen.

Mit der einfachsten Sportart, die wir kennen. Oder sind Sie nicht als Kind mit dem Fahrrad ins Freibad gefahren? Sind Sie nicht dort geschwommen, haben auf der Wiese Fußball gespielt, sind bis zur Erschöpfung gerannt? Dann: Glückwunsch. Sie waren schon immer Triathlet. Sie können also genauso gut damit weitermachen. Wie diese Herren, die mir folgende Zeilen geschrieben haben:

> »Ich schlafe gut und schnell ein. Einfach so. Kein ewiges Rumgewälze, kein Podcast-Gelaber bis drei Uhr früh. Augen zu, und weg bin ich. Bergauflaufen geht jetzt. Ohne Mühe. Die Laune? Ständig sehr gut! Ich bin beschwingt! Ich stehe morgens auf und habe Lust auf den Tag. Deshalb habe ich angefangen, Holz zu hacken. Mit der großen Axt. Erst just for fun, jetzt aber regelmäßig. Das macht etwas mit einem. Meine Haut war noch nie so schön. Die Fettschicht ist langsam abgeschmolzen und es entwickeln sich mehr Muskeln. Im Frühjahr werde ich mich aufs Rennrad schwingen, ich freue mich schon darauf. Der Alltag läuft federleicht und rund. Wahnsinn!«

Fakten. Nur Fakten zählen. Keine Lehrbücher, keine Theorien. Und diese Fakten ruhen auf den drei Säulen Bewegung – Ernährung – Denken. Lesen Sie gerne auch diesen Brief, geschrieben von einem Patienten, der selbst Arzt ist:

»Mein Gewichtsverlust beträgt derzeit gut neun Kilo. In sechs Wochen! Oberhammer! Ich kann laufen wie schon lange nicht mehr. Meine Kondition wird besser und mein Puls ist deutlich ruhiger. Ich beginne langsam zu verstehen, was Sie da eigentlich tun. Nachdem mich Freunde und Verwandte darauf angesprochen haben, erzähle ich ihnen von meiner Ernährungsumstellung. Ich erzähle von Bluttuning. Von Messungen. Von Substitution. Vom Verzicht auf Kohlenhydrate. Und ich blicke in Gesichter, die das entweder nicht glauben oder nicht hören wollen. Als Arzt könnte man da resignieren.«

Recht hat er. Da könnte man resignieren. Und doch wieder nicht: Welcher andere Arzt in Deutschland bekommt solch wunderbare Briefe?

Speck-weg-Faustregel:
Wie viel Training braucht der Mensch?

Fett verbrennen, Muskeln aufbauen, Stoffwechsel aktivieren – das gelingt nur durch regelmäßige Bewegung.

Ausdauertraining:

Tägliche Bewegung wie zügiges Gehen oder Radfahren ist gut für die Gesundheit. Ein guter Anfang, um den Stoffwechsel nachhaltig zu aktivieren – vor allem bei hohem Körpergewicht.

Bei steigender Fitness sind tägliche Einheiten von 30 Minuten ideal, gerne noch vor dem Frühstück.

Für ambitionierte Ziele bis zu 40 Kilometer Laufen pro Woche, ergänzt durch Radfahren oder Schwimmen. Wichtig ist die Kombination aus Ausdauer- und Krafttraining.

Krafttraining:
Starten Sie mit leichten Gewichten oder Widerstandsbändern und steigern Sie sich allmählich. Achten Sie bei jeder Übung mehr auf die Form als auf das Gewicht.

Ruhephasen sind Gold wert: Geben Sie Ihrem Körper Zeit zur Regeneration. Muskeln wachsen in den Ruhephasen nach dem Training. 48 bis 72 Stunden Regenerationszeit für die gleiche Muskelgruppe sind dabei optimal.

Wer abnehmen will, muss sich bewegen.
Und das heißt: regelmäßig und mit Freude trainieren.

Mentalstrategien zum Abnehmen

Die größte Diätbremse sitzt zwischen den Ohren. Was Sie glauben, was Sie denken und wie Sie sich selbst sehen, entscheidet darüber, ob Sie abnehmen oder nur davon träumen. Ob Sie durchhalten oder irgendwann wieder abbrechen. Ob Sie sich motivieren oder sabotieren. Mentalstrategien klingen immer so weich, sind aber knallhart in der Wirkung. Sie sind der Unterschied zwischen »wissen, was gut wäre« und »machen«. Und das Beste ist: Das Machen kann man lernen.

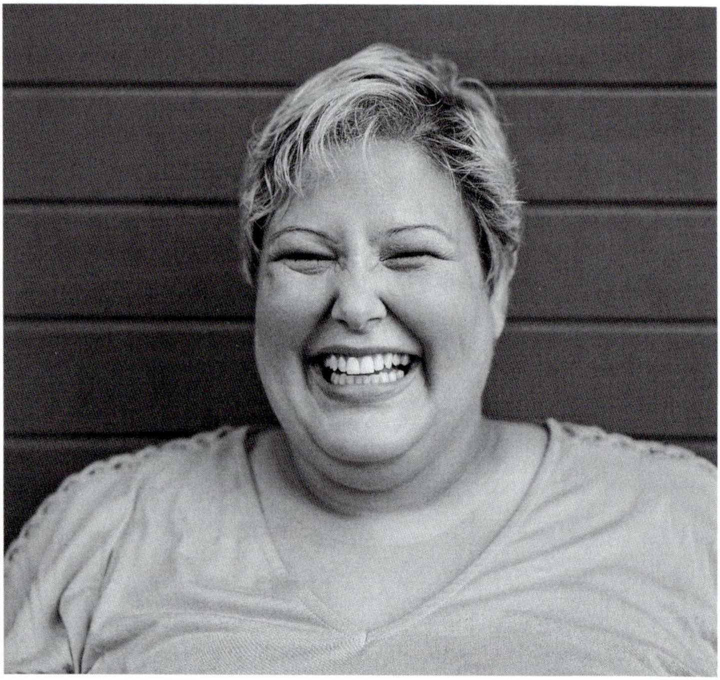

Kann man mit Meditation abnehmen?

Eine Meditation verbrennt kein Croissant. Also nicht im klassischen Sinne. Man sitzt ja meistens rum. Und atmet. Und denkt … oder eben nicht. Aber trotzdem kann Meditation beim Abnehmen helfen – und zwar überraschend effektiv.

Fangen wir bei den **Hormonen** an: Wenn Sie gestresst sind – Job, Familie, zu viele offene Tabs im Kopf – schüttet der Körper **Cortisol** aus. Cortisol denkt: »Energie muss her! Jetzt. Sofort!« Also: mehr Appetit, besonders auf Süßes und Fettiges. Und gleichzeitig: »Schnell speichern – vielleicht kommt die nächste Krise bald!« Das Fett sammelt sich dann im berühmten Rettungsring am Bauch. Oder am Po. Oder überall. Meditation kann Ihnen den Speckmantel leider auch nicht ausziehen. Aber: Meditation drückt auf den Cortisol-Knopf. Der biologische Teufelskreis wird einfach mal unterbrochen:

Weniger Cortisol = weniger Heißhunger = weniger Speck

Aber – ich weiß, ich weiß. Sie schaffen das nicht, die Sache mit der Meditation. Weil es Ihnen auf Ihrem Meditationsbänkchen genauso geht wie am Abend, wenn Sie eigentlich schlafen wollen: Da melden sich Gefühle. Angst. Wut. Auch Panik kann dabei sein. Dann hören Sie lieber wieder auf mit der Meditiererei und schmieren sich einen Toast. (Oder fünf.) Ist ja auch verständlich. Wer setzt sich schon freiwillig einer Panikattacke aus, wenn noch Nutella im Haus ist?

Deshalb bleiben Sie oft dabei: Sie essen, wenn Sie sich traurig, müde, einsam, genervt, wütend, gelangweilt oder ungeliebt fühlen. Das nennt sich **emotionales Essen** – ein normaler Überlebensreflex, der in der Steinzeit aber niemanden dick gemacht hat. Es gab ja noch kein Nutella.

Und dazu sage ich: Meditation hilft Ihnen zu merken, ob Sie Hunger haben – oder Angst. Sie schiebt einen Spalt zwischen »Hilfe, ich fühle etwas Schlimmes« und »Ich esse«. Stattdessen:

Ich fühle etwas. ⋯› Ich merke es. ⋯› Ich entscheide, was ich wirklich brauche.

Manchmal ist das eben kein Toast. Sondern Ruhe. Oder ein Spaziergang, vielleicht (hoffentlich) ein Lauf. Oder die Katze auf den Arm nehmen. Oder eine Runde heulen. Oder eine Runde schlafen. Jedenfalls: Wer es schafft, diese Dinge mithilfe von Meditation auseinanderzusortieren, der profitiert gleich doppelt:

- Weniger Stress
- Weniger Hunger

Der Stoffwechsel wird wieder feinfühliger. Irgendwann verändert sich auch das **Essverhalten**: Wer achtsam isst, greift statt zu den Gummibärchen auch mal zum Käse (Protein!). Der kaut langsamer, hört früher auf, merkt besser: »Ich bin satt.« Und ist ja auch besser statt (wegen des Proteins).

Kurz: Meditation macht den Kopf klar, den Bauch ruhig und den Stoffwechsel entspannt. Eigentlich. Aber: In der Praxis gelingt es Menschen, die unter extremen Angstgefühlen leiden, die jeden Tag Wut unterdrücken und sich mit Selbstzweifeln quälen, eher nicht, sich ruhig hinzusetzen und die Gedanken ziehen zu lassen.

Deshalb, bitte: Wenn Ihnen Meditation den Teppich unter den Füßen wegzieht – quälen Sie sich nicht damit. Suchen Sie sich *irgendeinen Weg*, mit dem Sie Ihre inneren Spannungen abbauen können, und der nicht Kühlschrank heißt. Oder Burgerbude. Oder heimlich Gummibärchen hinter dem Duschvorhang. Vielleicht hören Sie laut Musik, suchen sich jemanden zum Kuscheln, rufen die Telefonseelsorge an oder gönnen Ihrem Körper einen … Orgasmus. Das steht sonst vielleicht nicht in Speck-weg-Ratgebern, aber: Das entspannt. Wirkt garantiert gegen »Fressdruck«. Wussten Sie schon? Umso besser …

Abnehmen im Schlaf – ja, aber nur, wenn Sie wirklich schlafen

Auch Schlaf spielt eine Rolle beim Abnehmen. Nicht nur ein bisschen – sondern ganz zentral. Fangen wir mit einem echten Superhormon an: **HGH**, dem Wachstumshormon. Klingt nach Pubertät, wirkt aber auch bei Erwachsenen. Und zwar nachts – im Tiefschlaf. Was macht HGH? Es mobilisiert Fett aus den Speichern. Gleichzeitig hilft es beim Muskelaufbau. Und Muskeln sind kleine Kraftwerke – sie verbrauchen Energie, auch wenn Sie gerade auf dem Sofa liegen und nichts tun.

Dann sind da noch zwei alte Bekannte: **Leptin** und **Ghrelin**. Leptin sagt: »Danke, ich bin satt.« Ghrelin sagt: »Iss. Sofort.« Bei Schlafmangel sinkt der Leptinspiegel – und Ghrelin schießt in die Höhe. Ergebnis: Sie haben Hunger, obwohl Sie eigentlich genug hatten. Und greifen eher zur Chipstüte als zur Möhre. Biochemisch völlig logisch.

Auch der Blutzucker spielt nachts mit. Im Schlaf wird er stabilisiert. Aber wenn der Schlaf fehlt, reagieren die Zellen schlechter auf Insulin – man nennt das **Insulinresistenz**. Der Zucker bleibt im Blut, das Fett bleibt im Speicher.

Und noch ein Kandidat: **Cortisol** – das Stresshormon. Dieses wird eigentlich nachts abgebaut. Aber wenn Sie schlecht schlafen, bleibt der Spiegel hoch. Das bedeutet: mehr Heißhunger, mehr Fettspeicherung, weniger Verbrennung.

Kurz gesagt: Wer gut schläft, stellt den Körper auf *Verbrauchen.* Wer schlecht schläft, stellt ihn auf *Hamstern.* Und das kann man sehen: am Hosenbund, auf der Waage und an Ihrer Laune.

Speck-weg-Faustregel: Wie viel Meditation braucht der Mensch?

Chronischer Stress blockiert die Fettverbrennung. Meditation hilft, Cortisol zu senken, den beruhigenden Parasympathikus zu aktivieren und die Stimmung zu stabilisieren.

- **Mehrmals täglich Mini-Pausen:** Einfach Augen schließen. Auf den Atem achten. Einatmen, ausatmen, ohne etwas zu verändern. Gedanken dürfen kommen – und wieder gehen. Nichts tun. Nur da sein. Morgens nach dem Aufwachen, vor dem Essen, abends vor dem Schlafen.
- **Tägliche Sitzungen (10 Minuten):** Setzen Sie sich aufrecht und bequem hin. Atmen Sie tief in den Bauch. Denken Sie sich ein inhaltsfreies Wort für Ihren Fokus (»lamon«) oder ein inneres Bild (Meer, Wolken, eine Kerze). Wenn Gedanken kommen: nicht bewerten, einfach zurück zum Atem. Alternative: eine geführte Meditation (App, YouTube, CD – was gefällt).
- **Für Fortgeschrittene: 2-mal täglich 20 Minuten** morgens und abends. In völliger Ruhe. Mit geschlossenen Augen. Der Atem ist das Ankerseil. Die Regel: nicht anstrengen. Geschehen lassen.

Warum das hilft:

- Senkt den Cortisolspiegel
- Fördert Serotonin, GABA und Endorphine

- Verbessert Insulinsensitivität
- Reduziert emotionales Essen und Heißhunger
- Unterstützt besseren Schlaf und schnellere Regeneration

Wer abnehmen will, muss zur Ruhe kommen.

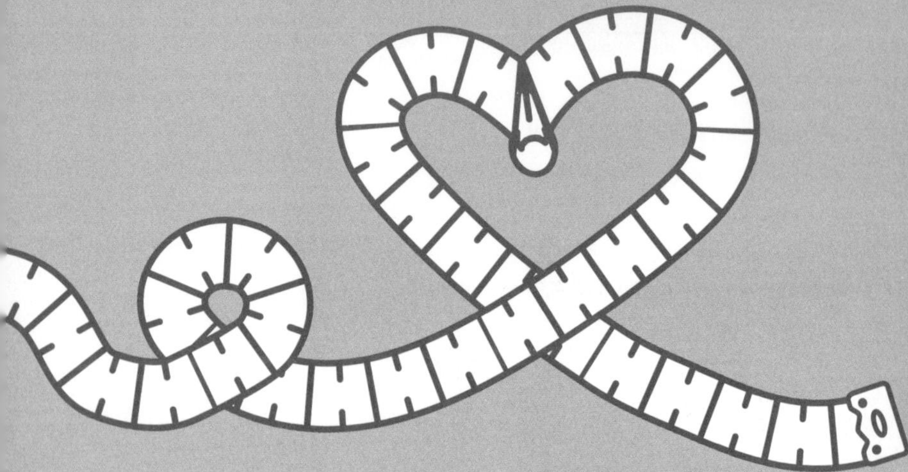

IV

REIN INS LEBEN!

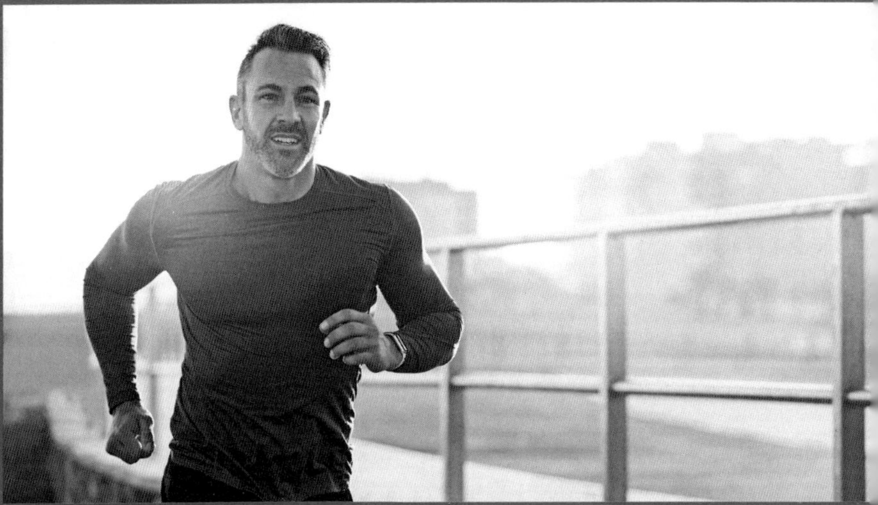

Jetzt sind Sie mal dran. Nicht Ihre Familie. Nicht die Kollegen. Nicht Ihr Terminkalender. Sondern Sie selbst. Abnehmen ist die Entscheidung, das eigene Leben wieder aktiv zu gestalten. Natürlich gibt es vieles, das Sie nicht beeinflussen können: Gene, Hormone, Vergangenheit, Zufälle. Aber es gibt auch vieles, das Sie sehr wohl steuern können. Den nächsten Schritt. Den Blick nach vorn. Den Umgang mit sich selbst. Das hier ist ein Startpunkt. Für Fokus. Für Klarheit. Für die Veränderung, die Sie wollen. Für sich selbst. Also weg mit dem Speck – und rein ins Leben!

Jetzt sind Sie mal dran!

Wir können heute fast alles messen: Blutdruck, Blutzucker, Blutfette. Wir können jeden Wert im Blut nachweisen – Vitamine, Mineralstoffe, Hormone. Auch Lebensmittel sind bis ins Detail analysierbar: Wie viel Fett, wie viel Protein, wie viele Kohlenhydrate ein Produkt enthält, das steht auf jeder Packung. Wir wissen, wie viele Schritte wir täglich gehen. Wir messen unseren Schlaf. Unsere Welt ist eine durchquantifizierte. Und was messbar ist, scheint auch optimierbar. Und was optimierbar ist, scheint verfügbar. Daraus entsteht ein trügerischer Gedanke: Wenn wir nur genug **Daten haben, müsste unser Körper doch genau das tun, was wir wollen. Tut er manchmal aber nicht.** Weil da noch mehr los ist.

**Vieles, was unser Gewicht beeinflusst,
ist nicht messbar.**

Ihre Apps, Ihre Bluttests messen nicht, wie es in Ihrem Leben läuft. Partnerschaft? Job? Familie? Freunde? Sport? Sind vielleicht Träume zerplatzt, auf die Sie gehofft haben? All das prägt Ihr Verhältnis zum eigenen Körper – und damit auch Ihr Essverhalten. Die Kalorientracker erfassen diese Geschichten nicht.

Ihre App misst auch nicht, wie sich unsere Welt verändert hat. In den letzten 25 Jahren haben wir massive Umbrüche erlebt: Einsturz des World Trade Centers, Finanzkrise, Fluchtbewegung, Corona, Krieg. Und so weiter! Und nicht zuletzt: das Smartphone. Seit Apple es salonfähig gemacht hat, hat sich unser Alltag radikal verändert. Mit dem Smartphone kam Social Media, mit Social Media die Selbstvermessung. Und mit ihr ein neues Selbstbild.

Seitdem leben wir in einer Ökonomie der Aufmerksamkeit. Sichtbar ist nicht mehr, wer den Menschen gefällt – sondern wer dem Algorithmus gefällt. **Und der Algorithmus liebt Normalität.** Wer sichtbar sein will – und das will heute fast jeder, denn Sichtbarkeit bedeutet gefühlt: Existenz –, steht unter Normalitätsdruck. Wer nicht reinpasst, greift zu Filtern. Oder zum Photoshop-Programm. Oder zur Schönheitsoperation.

Und dabei existieren längst mehrere Normalitäten. Es gibt die »Kim-Kardashian-/Chris-Hemsworth-Normalität«, eine Art Ultra-Standard. Aber es gibt auch Filterblasen, in denen extreme Abweichung gefeiert wird. Nach unten und oben: Manche glorifizieren krankhafte Magerkeit – Anleitungen zur Anorexie inklusive. Andere präsentieren Körper mit 150, mit 200 Kilo oder mehr. Auch das ist eine Form der Sichtbarkeit. Und wo Sichtbarkeit ist, entsteht oft auch Identität: als Abgrenzung, als Auflehnung, als Forderung nach Anerkennung. Schon werden neue Vereine, neue Selbsthilfegruppen,

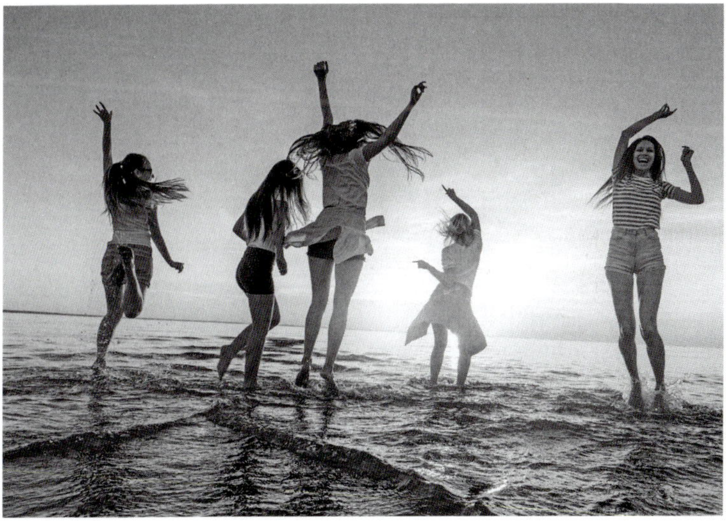

neue Studiengänge gegründet. »Fat Studies« ist längst ein Forschungsfeld – der Soziologie.

Verstehen Sie mich bitte richtig: Jeder Mensch verdient Respekt, ganz gleich, ob er 40, 70 oder 230 Kilo wiegt. **Aber wird in einer Welt, in der alles auf Extreme getrimmt ist, der eigene Körper nicht viel zu schnell vom Verbündeten zum Gegner?** Zum Objekt, das wir mit Hunger, Kälte oder Operationen bekämpfen? Ich glaube, da ist uns etwas aus dem Ruder gelaufen.

Vielleicht hat Sie der Ton in diesem Buch überrascht. In meinen Newslettern spreche ich härter. Nur: Ich sehe ja, wie die Zahl der Menschen mit hohem Körpergewicht wächst. Ich lese Ihre Briefe. Lese von Ihrem Stress, Ihren Krankheiten, Ihrem Leid. Und ich bin überzeugt: Das eine hat mit dem anderen zu tun.

Mit diesem Buch möchte ich Ihnen einen Impuls geben. Einen Impuls, Ihren eigenen Weg zu finden. Einen Weg, der für Sie passt. Ganz gleich, was der Algorithmus sagt.

Fokus. Ein bisschen Mut. Und los geht's!

Ich gebe Ihnen in diesem Buch keine strengen Diät-Tipps. Ich schreibe keine Kalorienlisten. Keine Einnahmepläne. Ich sage nur das:

- Fokus auf **Eiweiß**, Gemüse und Vitalstoffe
- Fokus auf **Laufen**, auf Bewegung
- Fokus auf **Meditation**, auf Entspannung

Der Rest ergibt sich von selbst. Und er ergibt sich für jeden von Ihnen anders. Vielleicht sind Sie eine Frau in den Wechseljahren? Vielleicht ein junger Mann, der für den Ironman trainiert? Vielleicht stammen Ihre Vorfahren aus dem hohen Norden und sind exzellente Nahrungsverwerter? Oder vielleicht aus dem tiefen Afrika und sind groß, schlank, laufstark?

Das wissen nur Sie. Nur Sie wissen, welchem Stress Sie täglich ausgesetzt sind – durch Ihren Arbeitgeber, die Familie, die Schule der Kinder. Nur Sie wissen, wie stark die Inflation Ihr Haushaltsbudget belastet. Nur Sie wissen, wie viel Feinstaub Sie im Beruf einatmen müssen oder weil Sie an einer Hauptstraße wohnen. Ich weiß all das nicht.

Aber ich weiß: Sie können den richtigen Weg für sich finden. Gehen Sie den ersten Schritt. Und den nächsten, und den nächsten. Jeder Schritt, den Sie in Ihre Richtung tun – in Richtung Ihres Wohlbefindens, Ihrer Lebensfreude –, ist ein richtiger Schritt.

Zum Glück.

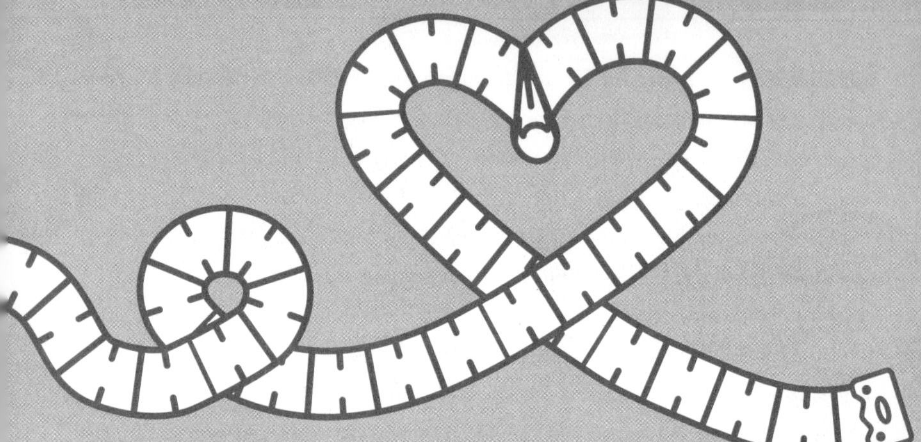

ANHANG

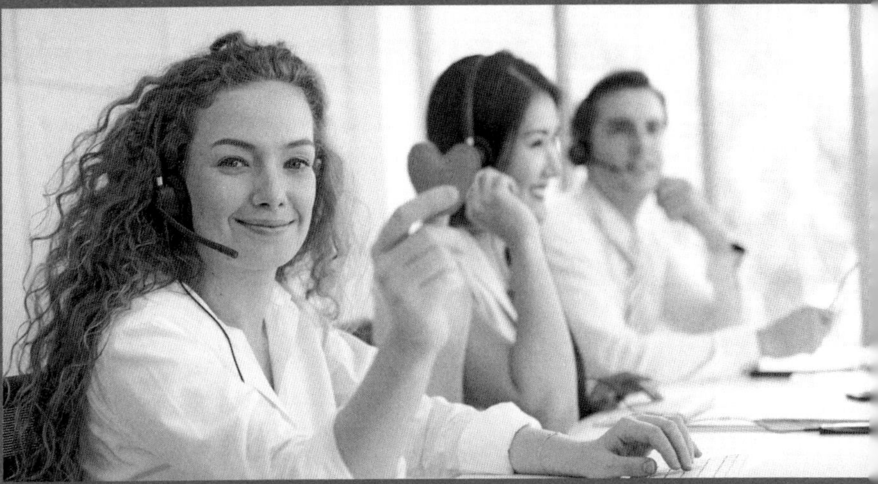

Speck weg? Das klingt so einfach, fast schon lustig. Doch wer lange mit seinem Gewicht kämpft, hat oft viel mehr als ein hohes Körpergewicht zu tragen: Frust, Ausgrenzung, Scham, Rückzug. Für manche wird das Essen zum Tröster, zum Überdruckventil, zum Gegner, und der eigene Körper zum Ort eines permanenten Konflikts. Das alles kann psychisch sehr belasten, das kann langfristig zu chronischen Krankheiten des Körpers führen - und all das können wir heute behandeln. Und oftmals heilen.
Weil das Thema so schwierig ist, weil so viele Menschen betroffen sind und weil es so wichtig ist, dieses Thema ans Licht zu holen: Hier finden Sie Informationen zu Essstörungen und zu möglichen Auswegen. Bitte: Holen Sie sich Ihre Lebensfreude zurück!

Lieber einmal zu viel anrufen …

Wenn ein Mensch mit hohem Körpergewicht in seelische Not gerät, beispielsweise durch Scham, Ausgrenzung oder Hoffnungslosigkeit, ist das ein sehr ernst zu nehmender medizinischer oder seelsorgerischer Notfall. Holen Sie sich Hilfe:

- **Telefonseelsorge: 0800 111 0 111** oder **0800 111 0 222** oder **116 123.** Rund um die Uhr erreichbar, anonym, kostenfrei. www.telefonseelsorge.de
- **Nummer gegen Kummer.** Für jüngere Menschen 116 111, für Eltern 0800 111 0550.
- **Hilfetelefon bei Gewalt gegen Frauen:** Kostenfrei 365 Tage im Jahr, 24/7 erreichbar. Vom Bundesamt für Familie und zivilgesellschaftliche Aufgaben. Vertraulich. Mehrsprachig, auch für Angehörige und Freundinnen und Freunde von Betroffenen. **116 016.**
- **Hilfetelefon bei Gewalt gegen Männer:** anonym, kostenlos, sicher. **0800 1 239 900.**
- Die **Adipositas Hilfe Deutschland e. V.** bietet Beratung, Selbsthilfegruppen und psychologische Begleitung, auch zu Themen wie Depression und Stigmatisierung: 04171 13657–14; www.adipositas-hilfe-deutschland.de
- Vom Klinikum der Uni München für **Jugendliche und junge Erwachsene** mit seelischen Krisen, auch bei Essstörungen oder bei psychosozialem Druck. www.ich-bin-alles.de
- Im **Notfall**: 112 rufen.

Was kann ich tun, wenn …?

Was tun, wenn der Heißhunger kommt?

Heißhunger ist kein echter Hunger. Oft steckt dahinter Stress, Erschöpfung, Einsamkeit, Langeweile, Wut, Orientierungslosigkeit oder der Wunsch nach Belohnung.

Warten Sie drei Minuten. Trinken Sie ein Glas Wasser. Strecken Sie sich oder gehen Sie kurz raus. Erst dann entscheiden.

Wenn Sie wirklich Hunger haben: Greifen Sie zum Eiweiß-Joker: ein Löffel Hüttenkäse, ein Ei, eine Handvoll Nüsse – das bremst den Impuls und macht satt.

Was tun, wenn das Gewicht stagniert?

Stillstand heißt nicht Rückschritt. Der Körper braucht manchmal eine Pause zur Anpassung.

Prüfen Sie: Schlafe ich gut? Funktioniert meine Verdauung? Wie viel Energie habe ich?

Gewichtsverlust zeigt sich nicht nur auf der Waage – lassen Sie also Ihren Körperfettanteil prüfen.

Lassen Sie vor allem Ihre Blutwerte prüfen. Ein Mangel an Mikronährstoffen bremst das Abnehmen aus.

Was tun, wenn ich alles »richtig« mache – aber nichts passiert?

Fragen Sie sich ehrlich: Esse ich genug Eiweiß? Bewege ich mich regelmäßig – auch leicht? Schlafe ich mindestens sieben Stunden?

Schlafmangel und chronischer Stress sind häufige, unterschätzte Bremsklötze. Im Zweifelsfall: Führen Sie Buch darüber, was und wie Sie essen. Und wie sie sich vorher, währenddessen und danach fühlen. (Aber ehrlich …)

Was tun, wenn ich nur noch an Essen denke?

Essensgedanken sind oft Platzhalter für etwas anderes.

Was bewegt mich eigentlich emotional? Welche Fragen stellt mir das Leben? Welche Entscheidungen müsste ich eigentlich treffen? Was macht mir Angst?

Brauche ich eigentlich Ruhe? Anerkennung? Eine Pause?

Schreiben Sie drei Minuten lang ungefiltert auf, was Sie bewegt. Niemand muss das lesen. Aber vielleicht finden Sie so heraus, wie Ihr Weg weitergeht – und wer Sie möglicherweise unterstützen kann.

Was tun, wenn mein Umfeld nicht mitzieht?

Grenzen Sie sich klar, aber freundlich ab.

»Ich möchte gerade etwas verändern – für mich. Du musst nichts tun. Aber es würde mir helfen, wenn du mich unterstützt.«

Richtig Essen im Leistungssport: ein Wettk(r)ampf?

In diesem Buch geht es um Informationen zu gesunder Ernährung, um Fitness und Lebensfreude – und was man tun kann, wenn man Gewicht verlieren will. Schön und gut. Doch das Thema hat ein »Dunkelfeld«, sowohl im Leistungssport als auch im Alltag. Ich habe lange überlegt, ob das Thema in dieses Buch gehört. Weil ich im Laufe meiner Praxisjahre so vielen Betroffenen und so vielen (auch schweren) Fällen begegnet bin, hier doch noch ein Blick auf ein oft zu wenig verstandenes und gesehenes Thema: Essstörungen.

Im Leistungssport geht es um Sekundenbruchteile, um das grammgenaue Erreichen von Gewichtsklassen, um das letzte Quäntchen Perfektion. Disziplin, Ausdauer und Körperkontrolle markieren den Unterschied zwischen »war auch dabei« und »hat gewonnen«. Leistungssport schafft ein Umfeld, in dem Kontrolle über den Körper erwartet und immer weiter optimiert wird. Manche Leistungssportler treten – aus welchen Gründen auch immer – im entscheidenden Augenblick nicht auf die Disziplin-Bremse. Sie gönnen ihrem Körper keinen Ausgleich mehr, keine Ruhe, auch keinen Genuss.

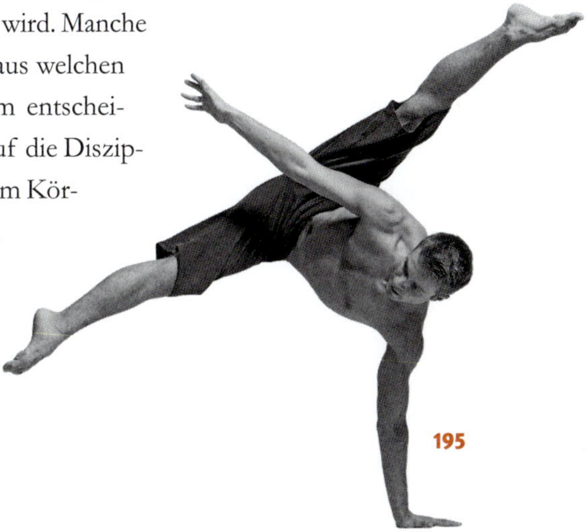

Irgendwann ist Essen nicht mehr nur »gesund«

Hier beginnt der schmale Grat zwischen disziplinierter Selbstoptimierung und zwanghafter Selbstkontrolle. Dann kann das Essverhalten kippen. Wird zu Kampf und Krampf. Oft merkt es von außen niemand. Und innen ist das Leid groß.

In Gewichtsklassensportarten wie Ringen, Boxen, Judo kann der Druck groß werden, rechtzeitig abzunehmen. In Disziplinen wie Turnen, rhythmische Sportgymnastik, Eiskunstlauf, Ballett und Skispringen ist ein möglichst perfekter Körper die Bedingung für Erfolg. Also wird gehungert. Weit über das gesunde Maß hinaus. Und immer weiter. Denn im Spitzensport wird Disziplin gefeiert. Doch ein Körper, der dauerhaft unterversorgt ist, kann auf Dauer nicht gewinnen. Er bricht irgendwann zusammen. Deshalb, bitte aufpassen. Wenn Ihnen Folgendes bekannt vorkommt, vereinbaren Sie bitte ein Gespräch mit Ihrem Sportpsychologen:

- **Zwanghaftes Essverhalten** oder übermäßiges Fasten, vor allem vor Wettkämpfen
- **Dauerhaftes Untergewicht,** Zyklusverlust bei Frauen, häufige Infekte
- **Pausenlos nachdenken** über die Themen Essen oder Körperfettanteil
- **Heimliches Erbrechen** oder Abführmittelgebrauch
- **Übermäßiges Training** trotz Erschöpfung oder Verletzung
- **Gleichgültigkeit** gegenüber Schmerzen, Hunger oder sozialen Bedürfnissen

Ja: Sie können extrem stark sein und trotzdem Hilfe brauchen. Sie können ehrgeizig sein – und trotzdem mit manchem Thema überfordert.

Betrachten Sie Körper und Seele als Trainingspartner – nicht Feind, der pausenlos kontrolliert und bekämpft werden muss. Und suchen Sie sich ein Umfeld, das Sie nicht nur für Ihre Medaillen feiert, sondern einfach so. Als Mensch.

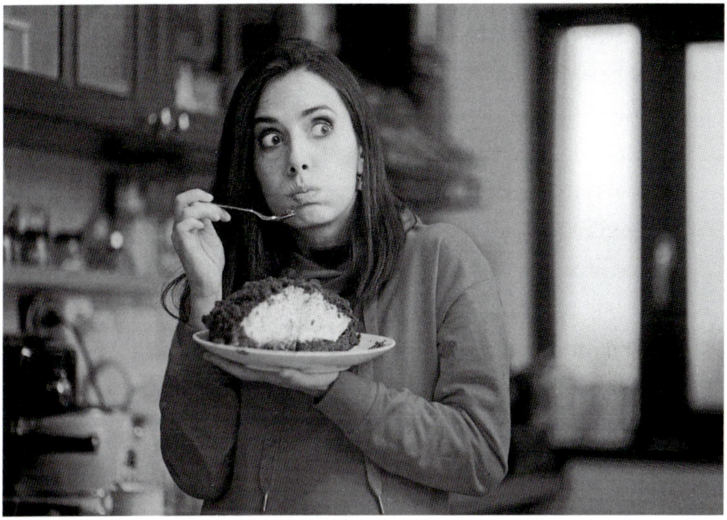

Wenn Essen zur Sprache der Seele wird

Wissen Sie eigentlich schon alles Wesentliche zum Thema Ernährung – und kommen trotzdem nicht raus aus dem ewigen Jo-Jo-Effekt, aus dem Übergewicht und aus den heimlichen Unfällen mit den drei bis fünf Cheeseburgern vor dem Fernseher? Dann brauchen Sie eigentlich nicht noch mehr Infos zu gesunder Ernährung, sondern einen Perspektivenwechsel: Was ist da eigentlich los? Emotional? Oder im Gehirn?

Es ist viel zu wenig bekannt, dass ungewöhnliches Essverhalten auch gekoppelt sein kann mit Neurodivergenz – also mit Autismus, ADHS,

Dyspraxie (Schwierigkeiten mit sensorisch-motorischen Abläufen wie Kauen) – oder Zwangsstörungen.

Es geht nicht darum, »zu wenig«, »zu viel« oder »falsch« zu essen, sondern um etwas ganz anderes. Weil so viele betroffen sind, weil so viele darunter leiden, hier einige Hinweise auf Essstörungen oder ein sehr eigenwilliges Verhältnis zum Essen. Solche Muster können auf Dauer zu gravierenden Mangelzuständen führen – und weitere Erkrankungen begünstigen. Deshalb: Holen Sie sich frühzeitig Hilfe. (Adressen siehe Seite 208 f.) Kennen Sie das?

- **Gedanken ans Essen,** an das Körpergewicht oder an bestimmte Körperformen (»Mein Bauch!«, »Mein Po!«) nehmen sehr viel Raum ein. Vielleicht mehr, als einem lieb ist.
- **Essen ist mit Schuldgefühlen,** mit Angst oder sogar Ekel verbunden, nicht mit Genuss oder Sättigung.
- **Das Körperbild ist verzerrt.** Selbst bei objektiv normalem oder sogar viel zu niedrigem Gewicht erscheint der eigene Körper »zu dick«.
- **Essen wird zum Beruhigungsmittel und Überdruckventil.** Wenn die innere Not und Angst zu groß, die Anspannung oder innere Leere unerträglich und das Ich-bin-nicht-genug-Gefühl zu bedrohlich wird, entsteht ein »Fressdruck«, der sehr viel stärker ist als die eigene Disziplin.
- **Es kommt zu regelmäßigen Essanfällen oder einem sehr restriktiven Essverhalten.** Beides scheint sich zu verselbstständigen, lässt sich nicht mehr kontrollieren.
- **Unheimlich heimlich:** Sie essen heimlich, verstecken Essensvorräte, zählen heimlich Kalorien, erbrechen heimlich, treiben heimlich Sport – nicht, um jemanden zu täuschen. Sondern weil sie die Kontrolle über Ihr Essverhalten verloren haben und das mit Scham verbunden ist.

- **Verlust von sozialen Kontakten oder Aktivitäten,** weil das Thema Essen alles andere verdrängt.
- **Körperliche Folgen.** Sie haben starke Gewichtsschwankungen, Verdauungsprobleme, Kreislaufschwäche, Zyklusstörungen, ständige Müdigkeit oder sogar Herzrhythmusstörungen.

Kommen Ihnen einige Punkte bekannt vor? Machen Sie sich klar: Sie sind nicht allein damit. Unser Leben ist so stressig – Ausbildung oder Job, Familie, Kinder, Geldsorgen, Medienstress–, Probleme mit dem Essen sind sehr weit verbreitet, viele Menschen sind betroffen, vor allem Frauen. Ein Gespräch mit der Hausärztin, einem Psychotherapeuten oder einer Beratungsstelle kann erste Orientierung geben. Zumeist wird empfohlen:

- Eine spezialisierte Psychotherapie mit Fokus auf Selbstwert, Beziehungsmuster und Körperbild
- Medizinische Begleitung zur Behebung möglicher Mangelzustände
- Ein verständnisvolles Umfeld, das weder kontrolliert noch bagatellisiert

Sie müssen gar nicht erklären, was genau los ist. Nur: »Mein Verhältnis zum Essen macht mir Sorgen.« Dennoch hier eine Übersicht dazu, was los sein könnte:

Anorexia nervosa (Magersucht)

Wer unter Magersucht leidet, nimmt gezielt und oft drastisch ab – durch restriktives Essverhalten, Kalorienzählen, intensiven Sport oder Vermeidung ganzer Mahlzeiten. Das Körpergewicht sinkt deutlich unter ein gesundes Maß, oft wird die Unterernährung unter weiter Kleidung versteckt.

Magersucht entsteht oft in der Pubertät oder im jungen Erwachsenenalter. Manchmal geht es darum, sich über das Dünnsein soziale Anerkennung zu erkämpfen. Oft geht es auch darum, über das eigene Essverhalten zu zeigen, dass man unabhängig ist, stark, kontrolliert. Nicht selten steckt ein ungelöster Mutter-Tochter-Konflikt dahinter, bei dem die Kontrolle über den eigenen Körper zu einer Bastion des Widerstands wird.

Was oft übersehen wird: Magersucht kann zusammenhängen mit einer Zwangsstörung und/oder mit Autismus. Was oft unterschätzt wird: Nicht selten endet Magersucht tödlich – in etwa 20 Prozent der Fälle durch Suizid.[75] Bitte also: sehr ernst nehmen und Unterstützung organisieren.

Typische Störungen:

- Proteinmangel
- Elektrolytstörungen
- Anämie (Eisenmangel, ggf. Vitamin-B_{12}- oder Folsäuremangel)
- Zink-, Magnesium-, Selen- und Vitamin-D-Mangel

Sinnvolle Nahrungsergänzungen:

- Hochwertiges Eiweiß (z. B. Whey, pflanzlich oder medizinische Trinknahrung) zum Muskelaufbau und Stabilisierung
- Zink (Immunsystem)
- Vitamin D_3 und K_2 (besonders bei Osteopenie/Osteoporose-Risiko)
- Multivitaminpräparat mit Fokus auf B-Vitamine und Spurenelemente

Bulimia nervosa (Ess-Brech-Sucht)

Darüber sprechen Betroffene eher nicht, während der Alltag massiv gestört ist von Essanfällen, gefolgt von Versuchen, diese Anfälle rückgängig zu machen: mit Erbrechen, Abführmitteln oder exzessivem Sport. Viele Betroffene führen ein Doppelleben – nach außen angepasst, innerlich im Kampf mit Scham, Schuld und Kontrollverlust. Bulimie sieht man nicht, weil das Körpergewicht oft im normalen Bereich liegt.

Bei vielen Betroffenen finden sich frühe Erfahrungen von Grenzverletzungen, rigiden familiären Erwartungen oder emotionalem Druck. Die Essanfälle sorgen für eine heimliche Entladung aufgestauter Gefühle, das Erbrechen wie ein Akt der inneren Säuberung. Bulimie ist oft ein »heimlicher Protest«; eine Form von Selbstbehauptung, die niemand bemerken darf. Der Preis ist hoch: von Selbstwertproblemen und Einsamkeit bis hin zu Elektrolytstörungen (der Grund für Herzrhythmusstörungen) und Zahnschäden (wegen des Erbrechens). Bitte organisieren Sie sich Hilfe.

Typische Störungen:

- Elektrolytstörungen
- Mängel im gesamten Blutbild wegen Fehlernährung

Sinnvolle Nahrungsergänzungen:

- Kalium- und Magnesiumpräparate
- Vitamin-B-Komplex (unterstützt Nervenfunktion, besonders bei Stress)
- Omega-3-Fettsäuren (entzündungshemmend, stabilisieren die Stimmung)
- Proteinreiche Mahlzeiten, um Blutzuckerschwankungen und damit Essanfälle zu vermeiden (ggf. Pulver)

Binge-Eating-Störung (BES)

»Nur ein Gummibärchen!« – und dann ist der Kühlschrank leer. Bei der Binge-Eating-Störung kommt es zu Heißhungeranfällen, die sich gefühlt nicht stoppen lassen. Im Unterschied zur Bulimie folgt danach kein Erbrechen oder ein anderes Kompensationsverhalten. Betroffene schämen sich oft und ziehen sich zurück. Die Gewichtszunahme verstärkt zusätzlich den emotionalen Druck.

Binge-Eating ist die häufigste Essstörung unter Erwachsenen. Dahinter stehen oft enorme emotionale Belastungen: extremer Stress, Einsamkeit, Depression, Mehrfachbelastung mit Job, Kindern und Pflege der Eltern. Oder frühe Traumatisierung durch den Verlust wichtiger Bezugspersonen oder schlicht und ergreifend: eine Schulzeit mit Mobbing und Ausgrenzung. Essen dient dann der Selbstberuhigung, der Regulation innerer Leere oder als Ersatz für unerfüllte emotionale Bedürfnisse. Für viele ist es auch ein Versuch, sich unbewusst zu »polstern« – gegen Zumutungen, Angst. Und vor physischen Übergriffen. Hier braucht es ärztliche Begleitung.

Typische Störungen:

- Vitamin-D-Mangel
- Folsäuremangel und Vitamin-B_{12}-Mangel bei einseitiger Ernährung
- Chrommangel
- Wichtig: bestimmte Blutfette und Entzündungsmarker sind oft erhöht

Sinnvolle Nahrungsergänzungen:

- Chrom (zur Unterstützung des Glukosestoffwechsels, hilft gegen Heißhunger)
- Magnesium (für besseren Schlaf und Stressregulation)

- Ballaststoffe (Inulin, Flohsamen) zur Darmgesundheit und Sättigung
- Omega-3-Fettsäuren zur Senkung von Entzündungen und unausgeglichenen Blutfetten
- Proteinpulver oder eiweißreiche Snacks, um Blutzuckerschwankungen zu glätten

Orthorexia nervosa (Zwang zur »perfekten Ernährung«)

Essen Sie extrem kontrolliert, meiden vermeintlich »schädliche« Lebensmittel und verbringen viel Zeit mit der Planung und Kontrolle ihrer Ernährung? Muss auf Ihrem Teller alles perfekt sein? Gibt es bei Ihrem Essen nur richtig oder falsch? Dahinter kann ein starkes Bedürfnis nach Kontrolle, Reinheit oder Unverletzlichkeit stehen. Betroffen sind sehr leistungsstarke Menschen, aber auch Menschen mit Angststörungen oder im autistischen Spektrum. Die scheinbar perfekte Ernährung bestimmt das gesamte Denken und Handeln. Sie kann zu sozialem Rückzug und paradoxerweise zu Mangelernährung führen – trotz gefühlt »perfekter« Ernährung. Bitte ärztlich abklären lassen. Bei Leistungssportlern kann ein Gespräch mit dem Sportpsychologen hilfreich sein.

Typische Störungen:

- Eisenmangel (bei veganer Ernährung ohne Supplementierung)
- Mangel an bestimmten Aminosäuren (oft fehlen Methionin, Lysin und Cystein bei strikt veganer Ernährung)
- Vitamin-B_{12}- und D-Mangel
- Calcium- oder Jodmangel bei Vermeidung von Milchprodukten oder jodiertem Salz
- Zink- und Selenmangel

Sinnvolle Nahrungsergänzungen:

- Multinährstoffpräparat mit B_{12}, D_3, Eisen und Zink
- Jod (z. B. über Algenextrakte oder gezielte Substitution – aber nur nach Kontrolle)
- Omega 3 (DHA/EPA) – besonders bei pflanzlicher Ernährung
- Ausgleich fehlender Aminosäuren zur Hormonstabilisierung

ARFID (Vermeidende/restriktive Essstörung)

Betroffene essen nur sehr eingeschränkte Mengen oder Arten von Lebensmitteln: nur Nudeln ohne Soße zum Beispiel. Anders als bei Magersucht geht es nicht ums Dünnsein, sondern um intensive Abneigung gegenüber bestimmten Texturen, Geschmäckern oder Gerüchen. Die Störung tritt häufig im Kindesalter auf, kann sich aber bis ins Erwachsenenalter ziehen.

Besonders oft betroffen sind Menschen mit Autismus, mit sensorischen Verarbeitungsstörungen oder traumatischen Erfahrungen beim Essen (z. B. Zwangsfüttern). Die Störung kann zu Untergewicht, Mangelernährung und sozialem Rückzug führen – und auch zu Haarausfall (was den Rückzug verstärken kann). Bei Kindern können sich Wachstum und Entwicklung verzögern. Auf jeden Fall ärztlich und/oder psychotherapeutisch abklären lassen!

Typische Störungen:

- Starker Vitamin- und Mineralstoffmangel, je nach Essverhalten (v. a. Vitamine A, D, C, B_{12}, Eisen, Zink)
- Proteinmangel bei sehr einseitiger Kost

Sinnvolle Nahrungsergänzungen:

- Trinknahrung oder Multinährstoffsupplemente
- Eiweißshakes oder proteinangereicherte Speisen

Emotionales Essen (Stressessen)

Beim emotionalen Essen wird Nahrung genutzt, um Gefühle wie Trauer, Wut, Einsamkeit oder Langeweile zu regulieren. Oft geschieht dies unbewusst: Nach einem anstrengenden Tag greift man zur Schokolade oder isst über den Hunger hinaus, um sich zu beruhigen. Dieses Verhalten wird häufig in der Kindheit erlernt: Wenn Trost, Zuwendung oder Belohnung mit Essen verbunden waren, wird Nahrung später zum Emotionspuffer. Wenn es schwerfällt, Gefühle zu benennen oder auszudrücken, kann Essen eine scheinbar einfache Lösung bieten. Doch das eigentliche Bedürfnis – etwa nach Ruhe, Anerkennung oder Angstfreiheit – bleibt ungestillt. Mit therapeutischer Unterstützung können Betroffene lernen, ihre Emotionen besser zu spüren und anders zu regulieren als am Kühlschrank.

Typische Störungen:

- Magnesium- und B-Vitamin-Mangel, typisch bei hohem Stress
- Vitamin-D-Mangel (häufig in depressiven Phasen)
- Ungünstige Blutfettwerte bei langfristig zu energiereicher Kost

Sinnvolle Nahrungsergänzungen:

- Vitamin-B-Komplex (vor allem Vitamin B_6, B_{12}, Folsäure sind wichtig für Nerven und Stimmung)
- Magnesiumcitrat zur Entspannung
- Eiweißhaltige Zwischenmahlzeiten (z. B. Shakes), um Blutzucker zu stabilisieren

Nachtessen-Syndrom (NES)

Manche nehmen kontinuierlich zu – obwohl sie tagsüber kaum essen. Wie kann das sein? Von NES Betroffene wachen nachts auf und wandern wie getrieben zum Kühlschrank und essen. Und essen. Und essen. Oft sind mit dem Nachtessen-Syndrom Schlafstörungen oder Appetitlosigkeit tagsüber verbunden.

Tagsüber versuchen viele Betroffene, sich zu disziplinieren, indem sie sich eng gesteckte Termine setzen und eine strikte Diät einhalten. Am Abend oder in der Nacht ist der Disziplin-Akku jedoch meist leer. Dann drängen sich Hunger, Müdigkeit und unterdrückte Gefühle in den Vordergrund. NES tritt häufig auf bei Menschen mit Depressionen, chronischem Stress oder gestörtem Tag-Nacht-Rhythmus. Auch hormonelle Verschiebungen können eine Rolle spielen. Bitte ärztlich abklären lassen, damit sich nicht immer mehr Übergewicht aufbaut.

Typische Störungen:

- Störungen im Glukosestoffwechsel
- Vitamin-D-Mangel, besonders bei gestörtem Schlaf
- Dauerhaft erhöhte Cortisolwerte

Sinnvolle Nahrungsergänzungen:

- Melatonin oder L-Tryptophan (schlaffördernd)
- Magnesium zur Beruhigung am Abend
- eiweißreiche Abendmahlzeiten mit Tryptophan
- Vitamin D_3, ggf. kombiniert mit K_2 zur Unterstützung des Tag-Nacht-Rhythmus

Esssucht (Food Addiction)

Neurobiologisch zeigen Studien: Zucker, Fett und Salz können ähnliche Belohnungsmechanismen im Gehirn aktivieren wie Suchtmittel. Besonders bei Menschen mit hohem inneren Stress, emotionaler Verwundbarkeit oder einem unsicheren Selbstbild kann Essen zu einer Droge werden (anders als Drogen, aber legal und überall verfügbar). Frühe Bindungsstörungen, Traumata oder Kränkungen können das Risiko erhöhen. Wer betroffen ist, leidet also nicht unter zu wenig Disziplin, sondern zumeist unter einer massiven emotionalen Verletzung. Deshalb lässt sich Esssucht nicht mit Disziplin allein behandeln – es braucht therapeutische Begleitung, oft über viele Jahre.

Typische Störungen:

- Vitamin-D-, Magnesium- und Chrommangel
- Erhöhte Entzündungsmarker
- Störungen im Insulinstoffwechsel (Insulinresistenz, Prädiabetes)
- Ungleichgewicht im Mikrobiom

Sinnvolle Nahrungsergänzungen:

- Chrom (zur Appetitregulation und Stabilisierung des Blutzuckerspiegels)
- Magnesium, Zink, Omega 3 (gegen Entzündungen und zur Nervenregulation)
- Ballaststoffe (Flohsamenschalen, Akazienfaser) zur Darmgesundheit
- Probiotika, je nach individueller Situation

Hilfsadressen bei Essstörungen

Bundesinstitut für öffentliche Gesundheit
Informationsportal rund um Essstörungen mit Selbsttests, Broschüren und Hilfeangeboten
www.bzga-essstoerungen.de
Info-Telefon zur Essstörung: 0221 89 20 31
Montag bis Donnerstag: von 10 Uhr bis 22 Uhr
Freitag bis Sonntag: von 10 Uhr bis 18 Uhr

Telefonseelsorge
Telefon: 0800 111 0 111 oder 0800 111 0 222
kostenfrei, rund um die Uhr
Auch als Chat: www.telefonseelsorge.de/chat/
Per Mail: https://www.telefonseelsorge.de/mail/
Vor Ort: https://www.telefonseelsorge.de/vor-ort/

Dick & Dünn e.V. Berlin
Beratung bei Magersucht, Bulimie, Esssucht und Binge-Eating.
https://www.dick-und-duenn-berlin.de/
Telefon: 030 854 49 94
Terminvergabe Montag 10 bis 12 Uhr, Dienstag 10 bis 12 Uhr, Freitag 10 bis 12 Uhr; allgemeine Anliegen Dienstag 15 bis 17 Uhr und Donnerstag 12 bis 14 Uhr
Mail: info@dick-und-duenn-berlin.de

ANAD Versorgungszentrum Essstörungen München
Ambulante Beratung, Wohngruppen, Therapieplätze
Standort: München (bundesweite Beratung möglich)
Unter www.anad.de Selbsttest, Rat und Hilfe, Adressen, Literatur- und Filmtipps.
Telefon: 089 21 99 73-0; Mo. bis Do. 9 bis 17 Uhr und Fr. 9 bis 16 Uhr

Frankfurter Zentrum für Ess-Störungen (FZES)
Beratung und Informationen für Betroffene, Angehörige und Fachkräfte
https://essstoerungen-frankfurt.de/
Telefon: 069 55 01 76
Mo./Mi./Do. 9.30 bis 10.30 Uhr, Di. 16 bis 17 Uhr
Mail: info@essstoerungen-frankfurt.de

Waage e. V. – Fachzentrum Essstörungen Hamburg
Psychosoziale Beratung und Gruppenangebote.
https://waage-hh.de/
Telefon: 040 491 49 41
Mail: info@waage-hh.de

Klinik am Korso (Bad Oeynhausen)
Fachklinik für Essstörungen. www.klinik-am-korso.de

Schön Klinik Roseneck (Prien am Chiemsee)
Spezialisiert auf Essstörungen, insbesondere bei Jugendlichen.
https://www.schoen-klinik.de/roseneck/jugendpsychosomatik
www.schoen-klinik.de/roseneck

Universitätskliniken
Häufig mit Spezialambulanzen für Essstörungen

Stichwortverzeichnis

E

F

G

H

I

J

K

L

M

N

O

P

R

S

Quellen (Stand 28.05.2025)

1 Riveros-McKay F, Mistry V, Bounds R, Hendricks A, Keogh JM, Thomas H, Henning E, Corbin LJ; Understanding Society Scientific Group; O'Rahilly S, Zeggini E, Wheeler E, Barroso I, Farooqi IS. Genetic architecture of human thinness compared to severe obesity. *PLoS Genet.* 2019 Jan 24;15(1):e1007603. doi:10.1371/journal.pgen.1007603. PMID: 30 677 029; PMCID: PMC6345421.

2 Smitha Mundasad: »Skinny genes the ›secret to staying slim‹.« 25.01.2019. www.bbc.com/news/health-46976031. Originalzitat: »This research shows for the first time that healthy thin people are generally thin because they have a lower burden of genes that increase a person's chances of being overweight and not because they are morally superior, as some people like to suggest,« she said. »It's easy to rush to judgement and criticise people for their weight but science shows that things are far more complex. We have far less control over our weight than we might wish to think.«

3 González Jiménez E. Genes y obesidad: una relación de causa-consecuencia [Genes and obesity: a cause and effect relationship]. *Endocrinol Nutr.* 2011 Nov;58(9):492–6. Spanish. doi:10.1016/j.endonu.2011.06.004. Epub 2011 Sep 13. PMID: 21 917 535.

4 Ninla-Aesong P, Puangsri P, Kietdumrongwong P, Jongkrijak H, Noipha K. Being overweight and obese increases suicide risk, the severity of depression, and the inflammatory response in adolescents with major depressive disorders. *Front Immunol.* 2023 Nov 1;14:1197775. doi:10.3389/fimmu.2023.1197775. PMID: 38 022 570; PMCID: PMC10646409.

5 Ling C, Rönn T. Epigenetics in Human Obesity and Type 2 Diabetes. *Cell Metab.* 2019 May 7;29(5):1028–1044. doi:10.1016/j.cmet.2019.03.009. Epub 2019 Apr 11. PMID: 30 982 733; PMCID: PMC6509280.

6 Hinte LC, Castellano-Castillo D, Ghosh A, Melrose K, Gasser E, Noé F, Massier L, Dong H, Sun W, Hoffmann A, Wolfrum C, Rydén M, Mejhert N, Blüher M, von Meyenn F. Adipose tissue retains an epigenetic memory of obesity after weight loss. *Nature.* 2024 Dec;636(8042):457–465. doi:10.1038/s41586-024-08165-7. Epub 2024 Nov 18. PMID: 39 558 077; PMCID: PMC11634781.

7 Jan Schwenkenbecher; Claudia Wüstenhagen: »Willenskraft hat kaum etwas damit zu tun, wie viel jemand isst«. 14.03.2025. www.zeit.de/gesundheit/2025-02/gesunde-ernaehrung-abnehmen-willenskraft-essen

8 Chapela SP, Martinuzzi ALN, Llobera ND, Ceriani F, Gonzalez V, Montalvan M, Frias-Toral E. Obesity and micronutrients deficit, when and how to supplement. *Food and Agric Immunol.* 2024;35(1). doi:10.1080/09540105.2024.2381725.

9 NCD Risk Factor Collaboration (NCD-RisC): Worldwide trends in underweight and obesity from 1990 to 2022: a pooled analysis of 3663 population-representative studies with 222 million children, adolescents, and adults. *Lancet.* 2024;403(10431):1027–1050. DOI 10.1016/SO140–6736(23)02750–2.

10 »World Obesity Atlas«, 2024. www.worldobesity.org/news/world-obesity-atlas-2024

11 Mensink GB, Schienkiewitz A, Haftenberger M, Lampert T, Ziese T, Scheidt-Nave C. Übergewicht und Adipositas in Deutschland: Ergebnisse der Studie zur Gesundheit Erwachsener in Deutschland (DEGS1) [Overweight and obesity in Germany: results of the German Health Interview and Examination Survey for Adults (DEGS1)]. *Bundesgesundheitsblatt Gesundheitsforschung Gesundheitsschutz.* 2013 May;56(5–6):786–94. German. doi:10.1007/s00103-012-1656-3. PMID: 23 703 499.

12 Merlotti C, Ceriani V, Morabito A, Pontiroli AE. Subcutaneous fat loss is greater than visceral fat loss with diet and exercise, weight-loss promoting drugs and bariatric surgery: a critical review and meta-analysis. *Int J Obes (Lond).* 2017 May;41(5):672–682. doi:10.1038/ijo.2017.31. Epub 2017 Feb 2. PMID: 28 148 928.

13 Culbert KM, Shope MM, Sisk CL, Klump KL. Low testosterone is associated with dysregulated eating symptoms in young adult men. *Int J Eat Disord.* 2020 Sep;53(9):1469–1479. doi:10.1002/eat.23320. Epub 2020 Jul 9. PMID: 32 643 144.

14 Meier RK. Polycystic Ovary Syndrome. *Nurs Clin North Am.* 2018 Sep;53(3):407–420. doi:10.1016/j.cnur.2018.04.008. Epub 2018 Jul 11. PMID: 30 100 006.

15 Choi Y, Yu L. Natural Bioactive Compounds as Potential Browning Agents in White Adipose Tissue. *Pharm Res.* 2021 Apr;38(4):549–567. doi:10.1007/s11095-021-03027-7. Epub 2021 Mar 30. PMID: 33 783 666; PMCID: PMC8082541.

16 McKenzie Prillaman: »Wieso der BMI in die Irre führt.« 10.01.2024. www.spektrum.de/news/fettleibigkeit-wieso-der-body-mass-index-in-die-irre-fuehrt/2200713

17 The Lancet Diabetes Endocrinology. Redefining obesity: advancing care for better lives. *Lancet Diabetes Endocrinol.* 2025 Feb;13(2):75. doi:10.1016/S2213-8587(25)00004-X. Epub 2025 Jan 15. PMID: 39 826 562; Rubino F, Cummings DE, Eckel RH, et al: Definition and diagnostic criteria of clinical obesity. *Lancet*

Diabetes Endocrinol. 2025 Mar;13(3):221–262. doi:10.1016/S2213-8587(24)00316-4. Epub 2025 Jan 14. Erratum in: *Lancet Diabetes Endocrinol.* 2025 Mar;13(3):e6. doi:10.1016/S2213-8587(25)00006-3. PMID: 39 824 205; PMCID: PMC11870235.

18 Srikanthan P, Karlamangla AS. Muscle mass index as a predictor of longevity in older adults. *Am J Med.* 2014 Jun;127(6):547–53. doi:10.1016/j.amjmed.2014.02.007. Epub 2014 Feb 18. PMID: 24 561 114; PMCID: PMC4035379.

19 Schulze Neuhoff R. »Ich dachte, ich habe Schmerzen, weil ich dick bin.« 13.05.2025. www.sueddeutsche.de/projekte/artikel/jetzt/lipoedem-reportage-betroffene-forschung-e343360/

20 ebd.

21 Amato ACM, Benitti DA. Lipedema Can Be Treated Non-Surgically: A Report of 5 Cases. *Am J Case Rep.* 2021 Dec 6;22:e934406. doi:10.12659/AJCR.934406. PMID: 34 871 293; PMCID: PMC8667633.

22 https://amjcaserep.com/abstract/full/idArt/934406

23 Cox Bauer C, Bernhard K, Greer D, Heilbrun ME, Esplin MS, Varner MW, et al. Maternal and neonatal outcomes in obese women who lose weight during pregnancy. *J Perinatol.* 2016;36(4):278–283. doi:10.1038/jp.2015.202.

24 Fougère B, Morley JE. Editorial: Weight Loss is a Major Cause of Frailty. *J Nutr Health Aging.* 2017;21(9):933–935. doi:10.1007/s12603-017-0971-7. PMID: 29 083 432.

25 Stinson SE, Fernández de Retana Alzola I, Brünner Hovendal ED, Lund MAV, Fonvig CE, Holm LA, Jonsson AE, Frithioff-Bøjsøe C, Christiansen M, Pedersen O, Ängquist L, Sørensen TIA, Holst JJ, Hartmann B, Holm JC, Hansen T. Altered Glucagon and GLP-1 Responses to Oral Glucose in Children and Adolescents With Obesity and Insulin Resistance. *J Clin Endocrinol Metab.* 2024 May 17;109(6):1590–1600. doi:10.1210/clinem/dgad728. PMID: 38 087 928; PMCID: PMC11099488.

26 Winteler C. »Ich bin weder faul noch undiszipliniert«. 19.05.2025. www.sueddeutsche.de/panorama/adipositas-essstoerungen-abnehmspritze-betroffene-frau-melinda-erfahrungsbericht-li.3247526

27 He S, Le NA, Ramírez-Zea M, Martorell R, Narayan KMV, Stein AD. Metabolic flexibility differs by body composition in adults. *Clin Nutr ESPEN.* 2021 Dec;46:372–379. doi:10.1016/j.clnesp.2021.09.730. Epub 2021 Sep 28. PMID: 34 857 223; PMCID: PMC8646989.

28 Olver TD, Grunewald ZI, Ghiarone T, Restaino RM, Sales ARK, Park LK, Thorne PK, Ganga RR, Emter CA, Lemon PWR, Shoemaker JK, Manrique-Acevedo C, Martinez-Lemus LA, Padilla J. Persistent insulin signaling coupled with restricted

PI3K activation causes insulin-induced vasoconstriction. *Am J Physiol Heart Circ Physiol.* 2019 Nov 1;317(5):H1166-H1172. doi:10.1152/ajpheart.00464.2019. Epub 2019 Oct 11. PMID: 31 603 345; PMCID: PMC6879917.

29 Wing RR, Lang W, Wadden TA, Safford M, Knowler WC, Bertoni AG, Hill JO, Brancati FL, Peters A, Wagenknecht L; Look AHEAD Research Group. Benefits of modest weight loss in improving cardiovascular risk factors in overweight and obese individuals with type 2 diabetes. *Diabetes Care.* 2011 Jul;34(7):1481–6. doi:10.2337/dc10-2415. Epub 2011 May 18. PMID: 21 593 294; PMCID: PMC3120182.

30 Umekar M, Premchandani T, Tatode A, Qutub M, Raut N, Taksande J, Hussain UM. Vitamin B_{12} deficiency and cognitive impairment: A comprehensive review of neurological impact. *Brain Disord.* 2025;18:100220. doi:10.1016/j.dscb.2025.100220.

31 Gupta PK, Gupta RK, Garg RK, Rai Y, Roy B, Pandey CM, Malhotra HS, Narayana PA. DTI correlates of cognition in conventional MRI of normal-appearing brain in patients with clinical features of subacute combined degeneration and biochemically proven vitamin B(12) deficiency. *AJNR Am J Neuroradiol.* 2014 May;35(5):872–7. doi:10.3174/ajnr.A3785. Epub 2013 Nov 21. PMID: 24 263 693; PMCID: PMC7964528.

32 Martelli A, Testai L, Colletti A, Cicero AFG. Coenzyme Q10: Clinical Applications in Cardiovascular Diseases. *Antioxidants (Basel).* 2020 Apr 22;9(4):341. doi:10.3390/antiox9040341. PMID: 32 331 285; PMCID: PMC7222396.

33 Gondim OS, de Camargo VT, Gutierrez FA, Martins PF, Passos ME, Momesso CM, Santos VC, Gorjão R, Pithon-Curi TC, Cury-Boaventura MF. Benefits of Regular Exercise on Inflammatory and Cardiovascular Risk Markers in Normal Weight, Overweight and Obese Adults. *PLoS One.* 2015 Oct 16;10(10):e0140596. doi:10.1371/journal.pone.0140596. PMID: 26 474 157; PMCID: PMC4608693.

34 Claudia Miersch: »Diabetes im Wandel der Zeit.« 8.06.2020. https://menschen-mit-diabetes.de/ratgeber/wie-hat-sich-diabetes-in-den-letzten-100-jahren-veraendert

35 »Deutsche Diabetes Gesellschaft zählt neun Millionen Diabetespatienten«. 23.01.2024. www.aerztezeitung.de/Politik/Fachgesellschaft-zaehlt-mittlerweile-neun-Millionen-Diabetespatienten-446459.html

36 »Diabetes in Zahlen«. 2022. www.diabetesde.org/ueber_diabetes/was_ist_diabetes_/diabetes_in_zahlen

37 Wahllos herausgegriffenes Beispiel: Preuk M. »Low Carb: Wie die Diät uns krank und dick machen kann.« 26.10.2018. www.focus.de/gesundheit/ernaehrung/ab-

nehmen/low-carb-wie-die-diaet-uns-krank-und-dick-machen-kann_id_9284261.html

38 Soto-Mota A, Flores-Jurado Y, Norwitz NG, Feldman D, Pereira MA, Danaei G, Ludwig DS. Increased low-density lipoprotein cholesterol on a low-carbohydrate diet in adults with normal but not high body weight: A meta-analysis. *Am J Clin Nutr.* 2024 Mar;119(3):740–747. doi:10.1016/j.ajcnut.2024.01.009. Epub 2024 Jan 17. PMID: 38 237 807.

39 Conway R, McCarthy GM. Obesity and osteoarthritis: more than just mechanics. *EMJ Rheumatol.* 2015;2(1):75–83. DOI/10.33590/emjrheumatol/10311763.

40 Vincent HK, Heywood K, Connelly J, Hurley RW. Obesity and weight loss in the treatment and prevention of osteoarthritis. *PM R.* 2012 May;4(5 Suppl):S59–67. doi:10.1016/j.pmrj.2012.01.005. PMID: 22 632 704; PMCID: PMC3623013.

41 Eitner A, Hofmann GO, Schaible HG. Mechanisms of Osteoarthritic Pain. Studies in Humans and Experimental Models. *Front Mol Neurosci.* 2017 Nov 3;10:349. doi:10.3389/fnmol.2017.00349. PMID: 29 163 027; PMCID: PMC5675866.

42 Jain RK, Vokes T. Fat Mass Has Negative Effects on Bone, Especially in Men: A Cross-sectional Analysis of NHANES 2011–2018. *J Clin Endocrinol Metab.* 2022 May 17;107(6):e2545-e2552. doi:10.1210/clinem/dgac040. PMID: 35 142 799.

43 Zentrum für Krebsregisterdaten. www.krebsdaten.de/Krebs/DE/Content/ZfKD/Archiv/archiv_node.html

44 Kang M, Kang JH, Sim IA, Seong DY, Han S, Jang H, Lee H, Kang SW, Kim SY. Glucose Deprivation Induces Cancer Cell Death through Failure of ROS Regulation. *Int J Mol Sci.* 2023 Jul 26;24(15):11969. doi:10.3390/ijms241511969. PMID: 37 569 345; PMCID: PMC10418724.

45 Almeida L, Denis JA, Ferrand N, Lorenzi T, Prunet A, Sabbah M, Villa C. Evolutionary dynamics of glucose-deprived cancer cells: insights from experimentally informed mathematical modelling. *J R Soc Interface.* 2024 Jan;21(210):20230587. doi:10.1098/rsif.2023.0587. Epub 2024 Jan 10. PMID: 38 196 375; PMCID: PMC10777142.

46 Aune D, Greenwood DC, Chan DS, Vieira R, Vieira AR, Navarro Rosenblatt DA, Cade JE, Burley VJ, Norat T. Body mass index, abdominal fatness and pancreatic cancer risk: a systematic review and non-linear dose-response meta-analysis of prospective studies. *Ann Oncol.* 2012 Apr;23(4):843–52. doi:10.1093/annonc/mdr398. Epub 2011 Sep 2. PMID: 21 890 910.

47 Hazelwood E, Sanderson E, Tan VY, Ruth KS, Frayling TM, Dimou N, Gunter MJ, Dossus L, Newton C, Ryan N, Pournaras DJ, O'Mara TA, Davey Smith G, Martin RM, Yarmolinsky J. Identifying molecular mediators of the relationship between

body mass index and endometrial cancer risk: a Mendelian randomization analysis. *BMC Med.* 2022 Apr 19;20(1):125. doi:10.1186/s12916-022-02322-3. PMID: 35 436 960; PMCID: PMC9017004.

48 Gladding JM, Abbott KN, Antoniadis CP, Stuart A, Begg DP. The Effect of Intrahippocampal Insulin Infusion on Spatial Cognitive Function and Markers of Neuroinflammation in Diet-induced Obesity. *Front Endocrinol (Lausanne).* 2018 Dec 11;9:752. doi:10.3389/fendo.2018.00752. PMID: 30 619 085; PMCID: PMC6297211.

49 Beyer F, Kharabian Masouleh S, Huntenburg JM, Lampe L, Luck T, Riedel-Heller SG, Loeffler M, Schroeter ML, Stumvoll M, Villringer A, Witte AV. Higher body mass index is associated with reduced posterior default mode connectivity in older adults. *Hum Brain Mapp.* 2017 Jul;38(7):3502–3515. doi:10.1002/hbm.23605. Epub 2017 Apr 11. PMID: 28 397 392; PMCID: PMC6867016.

50 Fekete M, Varga P, Ungvari Z, Fekete JT, Buda A, Szappanos Á, Lehoczki A, Mózes N, Grosso G, Godos J, Menyhart O, Munkácsy G, Tarantini S, Yabluchanskiy A, Ungvari A, Győrffy B. The role of the Mediterranean diet in reducing the risk of cognitive impairement, dementia, and Alzheimer's disease: a meta-analysis. *Geroscience.* 2025 Jan 11. doi:10.1007/s11357-024-01488-3. Epub ahead of print. PMID: 39 797 935.

51 Pachter D, Kaplan A, Tsaban G, Zelicha H, Meir AY, Rinott E, Levakov G, Salti M, Yovell Y, Huhn S, Beyer F, Witte V, Kovacs P, von Bergen M, Ceglarek U, Blüher M, Stumvoll M, Hu FB, Stampfer MJ, Friedman A, Shelef I, Avidan G, Shai I. Glycemic control contributes to the neuroprotective effects of Mediterranean and green-Mediterranean diets on brain age: the DIRECT PLUS brain-magnetic resonance imaging randomized controlled trial. *Am J Clin Nutr.* 2024 Nov;120(5):1029–1036. doi:10.1016/j.ajcnut.2024.09.013. Epub 2024 Sep 14. PMID: 39 284 453.

52 Elliot JG, Donovan GM, Wang KCW, Green FHY, James AL, Noble PB. Fatty airways: implications for obstructive disease. *Eur Respir J.* 2019 Dec 12;54(6):1900857. doi:10.1183/13993003.00857-2019. PMID: 31 624 112.

53 Reccia I, Kumar J, Akladios C, Virdis F, Pai M, Habib N, Spalding D. Non-alcoholic fatty liver disease: A sign of systemic disease. *Metabolism.* 2017 Jul;72:94–108. doi:10.1016/j.metabol.2017.04.011. Epub 2017 Apr 27. PMID: 28 641 788.

54 Grander C, Grabherr F, Moschen AR, Tilg H. Non-Alcoholic Fatty Liver Disease: Cause or Effect of Metabolic Syndrome. *Visc Med.* 2016 Oct;32(5):329–334. doi:10.1159/000448940. Epub 2016 Sep 16. PMID: 27 921 044; PMCID: PMC5122994.

55 Bühler K. »Wohngemeinschaft Mensch.« 01/2018. www.unibas.ch/de/Aktuell/Uni-Nova/Uni-Nova-131/Uni-Nova-131-Wohngemeinschaft-Mensch.html

56 Jiao N, Baker SS, Nugent CA, Tsompana M, Cai L, Wang Y, Buck MJ, Genco RJ, Baker RD, Zhu R, Zhu L. Gut microbiome may contribute to insulin resistance and systemic inflammation in obese rodents: a meta-analysis. *Physiol Genomics.* 2018 Apr 1;50(4):244–254. doi:10.1152/physiolgenomics.00114.2017. Epub 2018 Jan 26. PMID: 29 373 083.

57 Murga-Garrido SM, Ulloa-Pérez EJ, Díaz-Benítez CE, Orbe-Orihuela YC, Cornejo-Granados F, Ochoa-Leyva A, Sanchez-Flores A, Cruz M, Castañeda-Márquez AC, Plett-Torres T, Burguete García AI, Lagunas-Martínez A. Virulence Factors of the Gut Microbiome Are Associated with BMI and Metabolic Blood Parameters in Children with Obesity. *Microbiol Spectr.* 2023 Feb 14;11(2):e0338222. doi:10.1128/spectrum.03382-22. Epub ahead of print. PMID: 36 786 619; PMCID: PMC10101034.

58 Martin AM, Sun EW, Rogers GB, Keating DJ. The Influence of the Gut Microbiome on Host Metabolism Through the Regulation of Gut Hormone Release. *Front Physiol.* 2019 Apr 16;10:428. doi:10.3389/fphys.2019.00428. PMID: 31 057 420; PMCID: PMC6477058.

59 Hamamah S, Covasa M. Gut Microbiota Restores Central Neuropeptide Deficits in Germ-Free Mice. *Int J Mol Sci.* 2022 Oct 4;23(19):11756. doi:10.3390/ijms231911756. PMID: 36 233 056; PMCID: PMC9570469.

60 Ortiz-Huidobro RI, Velasco M, Larqué C, Escalona R, Hiriart M. Molecular Insulin Actions Are Sexually Dimorphic in Lipid Metabolism. *Front Endocrinol (Lausanne).* 2021 Jun 18;12:690484. doi:10.3389/fendo.2021.690484. PMID: 34 220 716; PMCID: PMC8251559.

61 Kohanmoo A, Faghih S, Akhlaghi M. Effect of short- and long-term protein consumption on appetite and appetite-regulating gastrointestinal hormones, a systematic review and meta-analysis of randomized controlled trials. *Physiol Behav.* 2020 Nov 1;226:113123. doi:10.1016/j.physbeh.2020.113123. Epub 2020 Aug 5. PMID: 32 768 415.

62 Zhu R, Fogelholm M, Larsen TM, Poppitt SD, Silvestre MP, Vestentoft PS, Jalo E, Navas-Carretero S, Huttunen-Lenz M, Taylor MA, Stratton G, Swindell N, Kaartinen NE, Lam T, Handjieva-Darlenska T, Handjiev S, Schlicht W, Martinez JA, Seimon RV, Sainsbury A, Macdonald IA, Westerterp-Plantenga MS, Brand-Miller J, Raben A. A High-Protein, Low Glycemic Index Diet Suppresses Hunger but Not Weight Regain After Weight Loss: Results From a Large, 3-Years Randomized Trial (PREVIEW). *Front Nutr.* 2021 Jun 1;8:685648. doi:10.3389/fnut.2021.685648. Er-

ratum in: *Front Nutr.* 2021 Jul 23;8:736531. doi:10.3389/fnut.2021.736531. PMID: 34 141 717; PMCID: PMC8203925.

63 Moon J, Koh G. Clinical Evidence and Mechanisms of High-Protein Diet-Induced Weight Loss. *J Obes Metab Syndr.* 2020 Sep 30;29(3):166–173. doi:10.7570/jomes20028. PMID: 32 699 189; PMCID: PMC7539343; Westerterp-Plantenga MS, Lemmens SG, Westerterp KR. Dietary protein – its role in satiety, energetics, weight loss and health. *Br J Nutr.* 2012 Aug;108 Suppl 2:S105–12. doi:10.1017/S0007114512002589. PMID: 23 107 521.

64 Shen W, Chen J, Zhou J, Martin CK, Ravussin E, Redman LM. Effect of 2-year caloric restriction on organ and tissue size in nonobese 21- to 50-year-old adults in a randomized clinical trial: the CALERIE study. *Am J Clin Nutr.* 2021 Oct 4;114(4):1295–1303. doi:10.1093/ajcn/nqab205. PMID: 34 159 359; PMCID: PMC8645192.

65 DGE: »Quantitative Empfehlung zur Zuckerzufuhr in Deutschland.« Dezember 2018. www.dge.de/wissenschaft/stellungnahmen-und-fachinformationen/stellungnahmen/quantitative-empfehlung-zur-zuckerzufuhr-in-deutschland/

66 WHO: »Guideline: sugars intake for adults and children.« 2015. www.who.int/publications/i/item/9789241549028

67 Spannuth N: »Das Bedürfnis nach Süßem lässt schon nach zwei bis drei Wochen nach«. 1.04.2025. https://sz-magazin.sueddeutsche.de/gesundheit/zucker-zuckerersatz-aspartam-suessstoff-honig-agavendicksaft-wirkung-gesund-94910

68 Van-Ba H, Ye-Jin M, Hyun-Wook K, Sung-Sil M, Dong-Heon S, Yun-Seok K, In-Seon B, Gyun KD, Soo-Hyun C. Meat yield and quality characteristics of Woori heukdon pigs as affected by dietary amino acids and chromium supplementation. *J Anim Sci Technol.* 2025;67(1):208–223. doi:10.5187/jast.2023.e136.

69 Oost LJ, Kurstjens S, Ma C, Hoenderop JGJ, Tack CJ, de Baaij JHF. Magnesium increases insulin-dependent glucose uptake in adipocytes. *Front Endocrinol (Lausanne).* 2022 Aug 25;13:986616. doi:10.3389/fendo.2022.986616. PMID: 36 093 068; PMCID: PMC9453642.

70 Al Shammaa A, Al-Thani A, Al-Kaabi M, Al-Saeed K, Alanazi M, Shi Z. Serum Magnesium is Inversely Associated with Body Composition and Metabolic Syndrome. *Diabetes Metab Syndr Obes.* 2023 Jan 12;16:95–104. doi:10.2147/DMSO.S391369. PMID: 36 760 601; PMCID: PMC9844104.

71 de Luis DA, Pacheco D, Izaola O, Terroba MC, Cuellar L, Martin T. Zinc and copper serum levels of morbidly obese patients before and after biliopancreatic diversion: 4 years of follow-up. *J Gastrointest Surg.* 2011 Dec;15(12):2178–81. doi:10.1007/s11605-011-1647-y. Epub 2011 Aug 9. PMID: 21 826 547.

72 Alasfar F, Ben-Nakhi M, Khoursheed M, Kehinde EO, Alsaleh M. Selenium is significantly depleted among morbidly obese female patients seeking bariatric surgery. *Obes Surg.* 2011 Nov;21(11):1710–3. doi:10.1007/s11695-011-0458-2. PMID: 21 633 821.

73 Thomas-Valdés S, Tostes MDGV, Anunciação PC, da Silva BP, Sant'Ana HMP. Association between vitamin deficiency and metabolic disorders related to obesity. *Crit Rev Food Sci Nutr.* 2017 Oct 13;57(15):3332–3343. doi:10.1080/10408398.2015.1117413. PMID: 26 745 150.

74 Wang X, Chang X, Zhu Y, Wang H, Sun K. Metabolically Obese Individuals of Normal Weight Have a High Risk of 25-Hydroxyvitamin D Deficiency. *Am J Med Sci.* 2016 Oct;352(4):360–367. doi:10.1016/j.amjms.2016.06.017. Epub 2016 Jul 1. PMID: 27 776 717.

75 Arcelus J, Mitchell AJ, Wales J, Nielsen S. Mortality rates in patients with anorexia nervosa and other eating disorders. A meta-analysis of 36 studies. *Arch Gen Psychiatry.* 2011 Jul;68(7):724-31. doi: 10.1001/archgenpsychiatry.2011.74. PMID: 21727255.